AF822168

Ernst Schwarzhans
Sabrina Mašek

GESUNDER SCHLAF GESUNDES LEBEN

BUCH SCHMIEDE

INHALT

Vorwort

Das Leben im Mitteleuropa des 21. Jahrhunderts bietet ein großes Maß an Sicherheit und Bequemlichkeit. Gleichzeitig werden die Menschen vor tägliche, oft unbewusste Herausforderungen gestellt.

Die meisten Menschen verbringen 80% des Tages in geschlossenen Räumen. Die Atemluft ist durch Feinstaub, Allergene und Umweltgifte belastet. Die Menschen leben im Dauerstress, werden von Informationen und elektromagnetischen Feldern und Strahlen überflutet und können nicht mehr zur Ruhe kommen. Schlafstörungen, Depressionen, chronische Erkrankungen und Burn-out sind häufige Folgen.

Körper, Geist und Seele erholen und regenerieren sich im Schlaf. Daher ist erholsamer Schlaf eine Basis für die Gesundheit! In diesem Buch beschreiben wir Ursachen und Folgen von Schlafstörungen und stellen Möglichkeiten vor, wie Sie Ihre Schlafsituation verbessern und Ihre Selbstheilungskräfte aktivieren können.

Am Ende des Buches finden Sie zusätzliche Tipps & Tricks für gutes Ein- und Durchschlafen. Wir wünschen Ihnen erholsame Nächte und energiereiche Tage!

Viel Erfolg und ein gesundes, strahlungsarmes Leben!

Ernst Schwarzhans
Sabrina Mašek

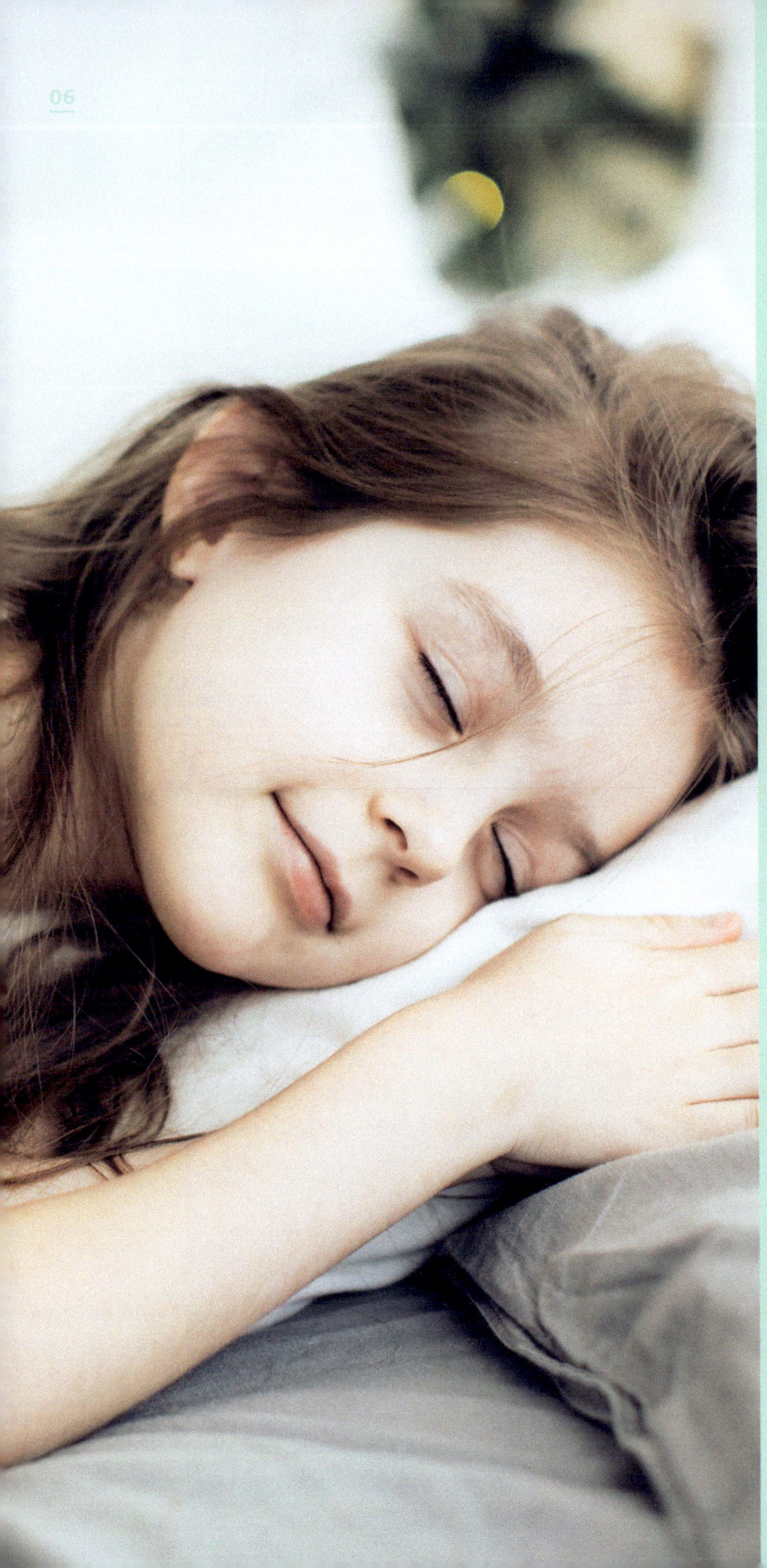

1

WARUM IST *SCHLAF WICHTIG?*

Ungefähr ein Drittel unseres Lebens verbringen wir schlafend und verschwenden damit scheinbar einiges an Lebenszeit. Doch Schlaf ist eine Grundlage für das seelische Wohlbefinden und die körperliche Regeneration. Der Geist kann abschalten und das Tagesgeschehen verarbeiten.

Lernen findet im Schlaf statt

Besonders wichtig ist Schlaf für das Gehirn: Tagsüber sammelt und verarbeitet es ohne Unterbrechung Sinneseindrücke und Informationen. Diese müssen eingeordnet und bewertet werden. Das geschieht vor allem im sogenannten REM-Schlaf. REM ist die Abkürzung für Rapid Eye Movement, also für schnelle Augenbewegungen. In dieser Schlafphase finden auch Träume statt. Wichtige Informationen und Abläufe werden an der richtigen Stelle abgelegt und gespeichert – man lernt neue Zusammenhänge oder Bewegungsabläufe. Unwichtige Informationen werden aussortiert. Ist die REM-Schlafphase beeinträchtigt, können die Gedächtnisinhalte nicht gut gespeichert werden. Schlaf spielt also eine wichtige Rolle für Gedächtnis, Konzentrationsfähigkeit und das Lernen. Gespeicherte Informationen werden bei Bedarf zur Verfügung gestellt, z. B. um angemessen zu reagieren oder um Entscheidungen zu treffen. Daher kann es bei Schlafmangel zu Fehlentscheidungen kommen. Die Redewendung *„Das muss ich erst einmal überschlafen“* beschreibt sehr gut, wie wichtig der Schlaf ist.

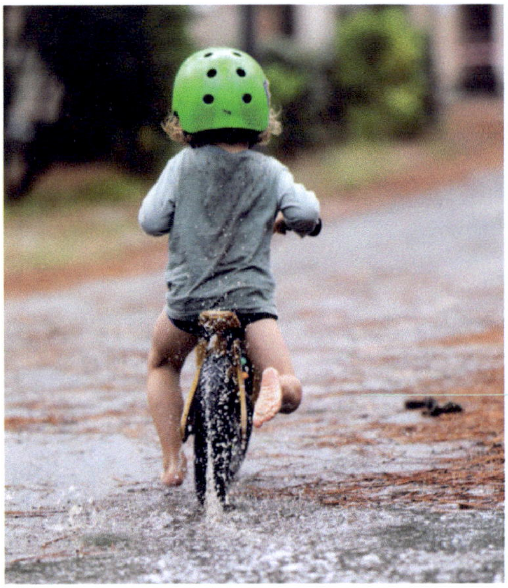

Bewegungsabläufe werden im Schlaf gefestigt.

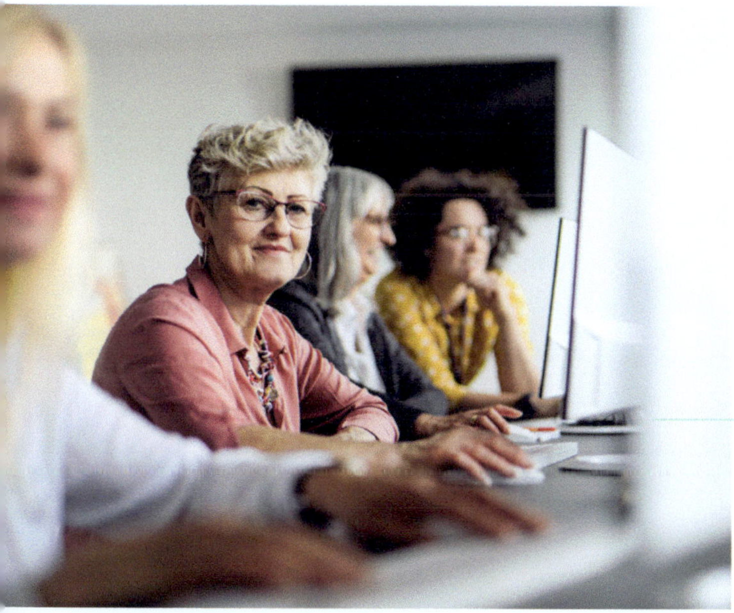

Neue Informationen werden im Schlaf sortiert und gespeichert – Lernen findet statt.

In Träumen können auch Antworten auf Fragen oder Lösungen für Probleme gefunden werden. Die linke (analytische) und rechte (kreative) Gehirnhälfte arbeiten zusammen und finden neue, kreative Ansätze. Der Chemiker August Kekulé träumte von einer Schlange, die sich in den Schwanz biss und erkannte dadurch die ringförmige Struktur des Benzol-Moleküls.

In der Nacht werden nicht nur unnötige Informationen vom Gehirn aussortiert, sondern es wird auch entgiftet. 2012 entdeckten Wissenschaftler*innen das sogenannte glymphatische System. Im Schlaf weiten sich die Zwischenräume zwischen den Gehirnzellen und unnötige oder schädliche Stoffe können abfließen. Forschungen sollen abklären, wie wichtig dieser Vorgang zur Verhinderung von Erkrankungen wie Alzheimer, Parkinson oder Amyotropher Lateralsklerose (ALS) ist.

Der Körper regeneriert sich

Vom langen Stehen oder Sitzen oder durch einseitige Bewegungen verspannen sich unterschiedliche Muskeln. Auf einer guten Matratze oder einem hochwertigen Schlafsystem aus Lattenrost, Matratze und Kopfkissen kann sich der Körper – zumindest teilweise – wieder entspannen. Auch die Bandscheiben erholen sich – sie verlieren tagsüber Flüssigkeit und „schrumpfen". Deshalb ändert sich die Körpergröße im Laufe eines Tages. Im Schlaf werden diese „Gelkissen" zwischen den Wirbeln wieder aufgefüllt.

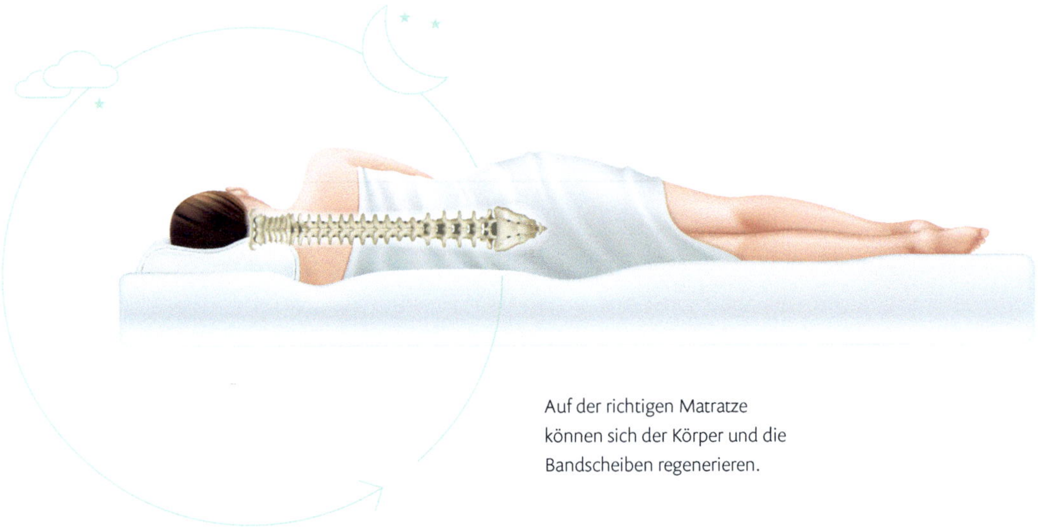

Auf der richtigen Matratze können sich der Körper und die Bandscheiben regenerieren.

Durch eine hochwertige Schlafunterlage wird die Mikrozirkulation im Körper angeregt und Druckstellen vermieden. Innovative Bettdecken sowie Kopfkissen vermögen die Körperwärme in Infrarotstrahlung umzuwandeln, was wiederum positiven Einfluss auf die Durchblutung und Sauerstoffversorgung des Schläfers hat. Dadurch kann sich der Tiefschlaf verbessern und die Regeneration des Körpers deutlich gefördert werden.

Botenstoffe regeln den Schlaf

Verschiedene Hormone und Neurotransmitter regeln den Schlaf-Wach-Rhythmus des Körpers:

Melatonin

wird von der Zirbeldrüse im Gehirn ausgeschüttet, sobald es Abend wird. Es wird aus Serotonin (s.u.) gebildet. Die Drüse reagiert auf zunehmende Rottöne im Licht, wie sie in der Abenddämmerung vorkommen. Melatonin fördert und reguliert den Schlaf und senkt die Körpertemperatur. Außerdem ist es ein starkes Antioxidans. Der Melatoninspiegel steigt nach dem Einbruch der Dunkelheit und erreicht etwa drei Stunden nach dem Einschlafen sein Maximum. Dann fällt er langsam wieder ab. Helles Licht mit hohem Blauanteil („kaltes" Licht) verhindert die Bildung von Melatonin. Den höchsten Melatoninwert haben Kinder vor der Pubertät, ab dann sinkt er beständig ab und erreicht ab etwa 55 Jahren ein Minimalniveau.

Serotonin

sorgt ab dem Morgen für Munterkeit, gute Stimmung und Energie. Aus diesem Grund wird es auch als „Glückshormon" bezeichnet. Serotonin wird z. B. beim Kuscheln und Spielen, aber auch beim Sport ausgeschüttet.

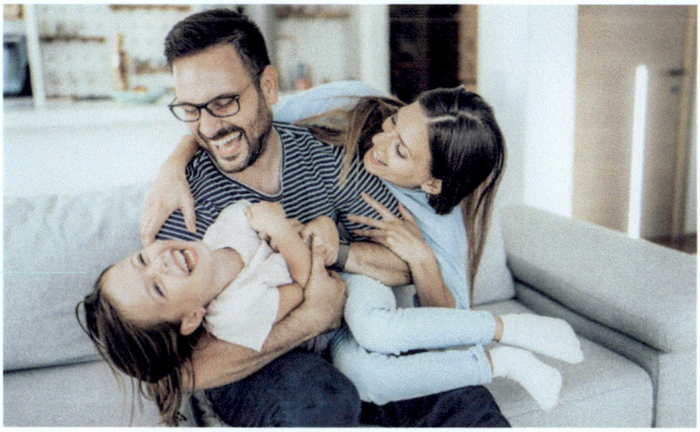

Beim Kuscheln und Spielen wird Serotonin ausgeschüttet.

Cortisol
ist ein weiterer Mitspieler im Tag-Nacht-Rhythmus. Der Cortisolspiegel steigt ab dem Morgengrauen an und erreicht gegen 9 Uhr seinen Höchststand. Allerdings wird Cortisol auch in Stresssituationen freigesetzt. Es sorgt seit Millionen von Jahren dafür, dass Lebewesen rasch auf „Feinde" reagieren können, nämlich durch Angriff, Flucht oder Erstarren. Wenn Menschen im Dauerstress sind, bleibt der Cortisolspiegel hoch oder steigt in der Nacht sogar an. Das führt zu Schlafproblemen. Extreme oder intensive Sportarten, bei denen Stressreaktionen im Körper ablaufen, sollten nicht am Abend stattfinden.

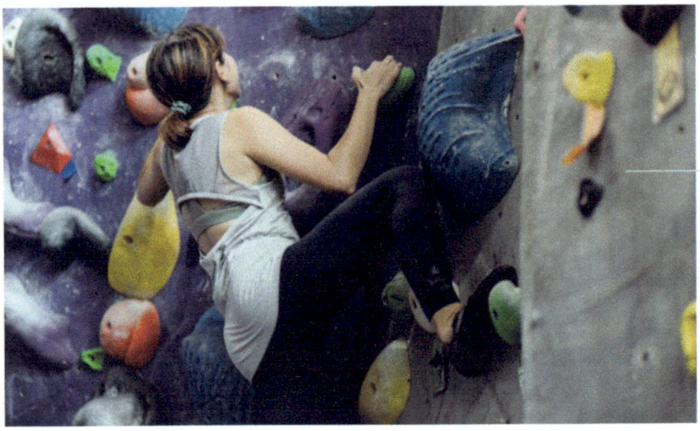

Extremsport am Abend kann den Schlaf hinauszögern.

HGH (Human Growth Hormone, menschliches **Wachstumshormon**) wird ab der ersten Schlafphase freigesetzt. Melatoninmangel kann die Bildung von HGH verlangsamen oder sogar ganz unterdrücken, was Schlafprobleme steigert. HGH stärkt das Immunsystem und sorgt für eine gute Wundheilung und Zellregeneration. Es fördert den Stoffwechsel und führt zu einem Abbau von Körperfett und Aufbau von Muskelmasse.

Adenosin
unterdrückt die Ausschüttung sämtlicher belebender Neurotransmitter. Es erweitert die Blutgefäße, somit sinkt der Blutdruck, auch die Herzfrequenz ist niedriger. Adenosin entsteht als Abbauprodukt eines Energiespeichers in den Zellen. Je höher der Energieverbrauch tagsüber ist, umso mehr Adenosin wird gebildet und umso höher ist das Bedürfnis nach Schlaf. Beim Schlafen wird Adenosin wieder abgebaut. Daher ist körperliche Bewegung wichtig für einen guten Schlaf.

Verschiedene Schlafphasen

Jeder Mensch durchläuft in der Nacht verschiedene Schlafphasen. Diese bilden einen Zyklus von 70 bis 110 Minuten. Gesunder Schlaf bedeutet, dass pro Nacht mehrere Zyklen mit allen Phasen durchlaufen werden.

Die **Einschlafphase** stellt den Übergang vom Wachzustand zum Schlaf dar und dauert wenige Minuten. Körper und Geist beruhigen und entspannen sich. Die Atmung wird tiefer und der Puls verlangsamt sich. Man kann durch leise Geräusche wieder aufschrecken und wach werden. Manchmal tauchen seltsame Gedanken oder Bilder auf.

Mit der **Leichtschlafphase** fängt der eigentliche Schlaf an, sie ist ein oberflächliches Schlummern. Die Muskeln entspannen sich stärker, aber Reize wie Lärm und Licht können den Schlaf leicht stören. Man wacht öfter auf, vergisst es aber wieder, weil man gleich darauf wieder einschläft. Die Hälfte eines Schlafzyklus wird mit leichtem Schlaf verbracht.

Die **Tiefschlafphase** ist besonders wichtig für die Gesundheit. Wachstumshormone werden ausgeschüttet und die Zellen regenerieren sich. Das Gedächtnis wird gefestigt – Inhalte werden verknüpft und es werden Nervenzellen miteinander verschaltet. Der Schlaf ist sehr tief, die Muskeln sind ganz entspannt, die Augen bewegen sich nicht.

Die **Traumschlafphase** wird auch REM-Phase genannt. Der Begriff REM steht für „Rapid Eye Movement“ und bedeutet schnelle Augenbewegung. Das Gehirn ist im REM-Schlaf beinahe genauso aktiv wie im wachen Zustand, die Muskeln sind jedoch vollkommen erschlafft. In dieser Phase werden Gefühle und Informationen verarbeitet und es wird viel geträumt.

Wie viel Schlaf braucht ein Mensch?

Schlafdauer und Schlafphasen hängen stark vom Alter der Schlafenden ab. Babys und Kleinkinder schlafen sehr lange, insgesamt bis zu 16 Stunden pro Tag. Der Schlaf findet mit vielen Unterbrechungen über den ganzen Tag und die Nacht verteilt statt. Bei Jugendlichen und Erwachsenen nimmt die Schlafdauer zunehmend ab. Studien haben gezeigt, dass die gesündeste Schlafdauer für Erwachsene bei ca. 7,5 Stunden liegt. Mit fortschreitendem Alter wird der Schlaf leichter und häufiger unterbrochen. Bei Senioren kann es zu Durchschlafstörungen kommen, ein gelegentliches Nickerchen tagsüber sorgt für ausreichende Erholung und Regeneration.

Lerche oder Eule?

Ob ein Mensch eine Lerche, also ein Frühaufsteher, oder eine Eule, also ein Spät-zu-Bett-Geher ist, ist genetisch bestimmt. Lerchen können sich den frühen Zeiten der Schule und Arbeit besser anpassen. An Wochenenden sollten Eulen nicht zu spät schlafen gehen bzw. aufstehen, um einen guten Schlafrhythmus aufrechtzuerhalten.

Eulen fällt es schwer, morgens wach zu werden.

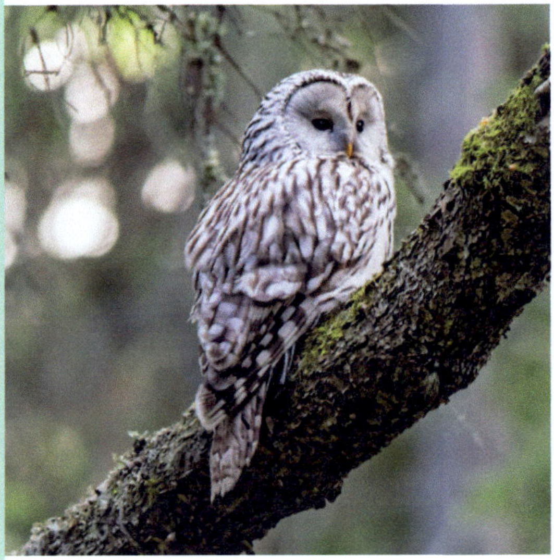

Empfehlungen für angemessene Schlafdauer nach Altersgruppen in Stunden

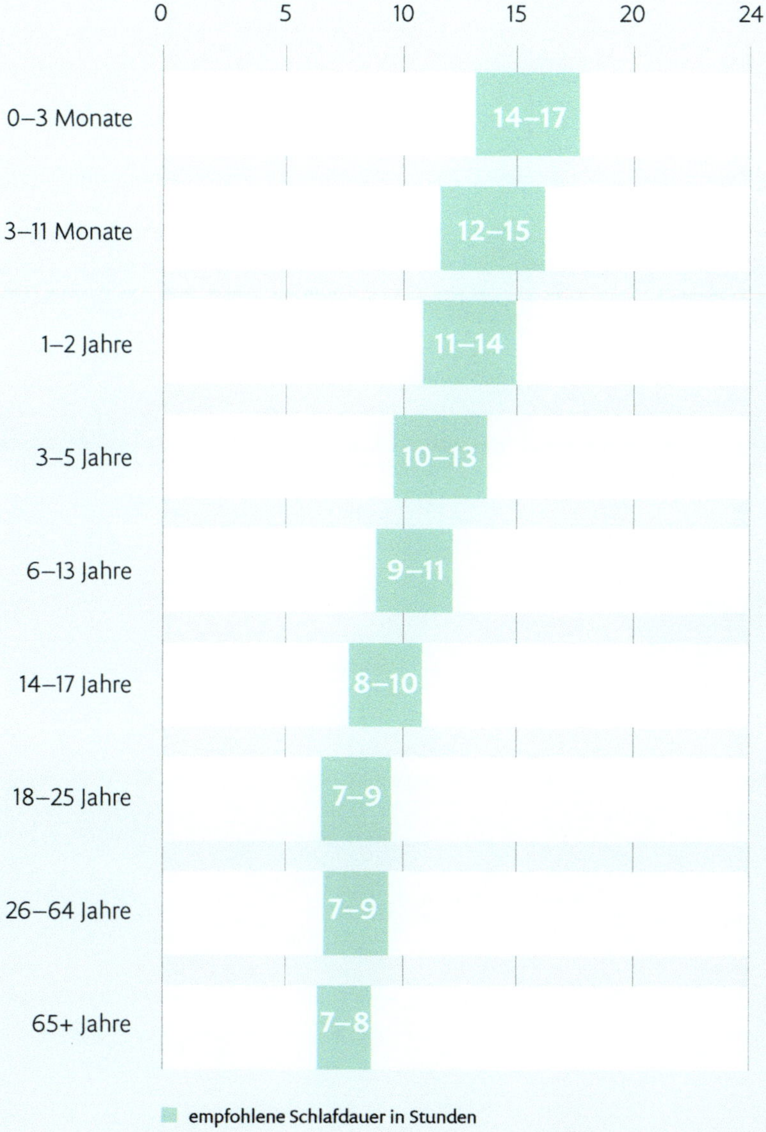

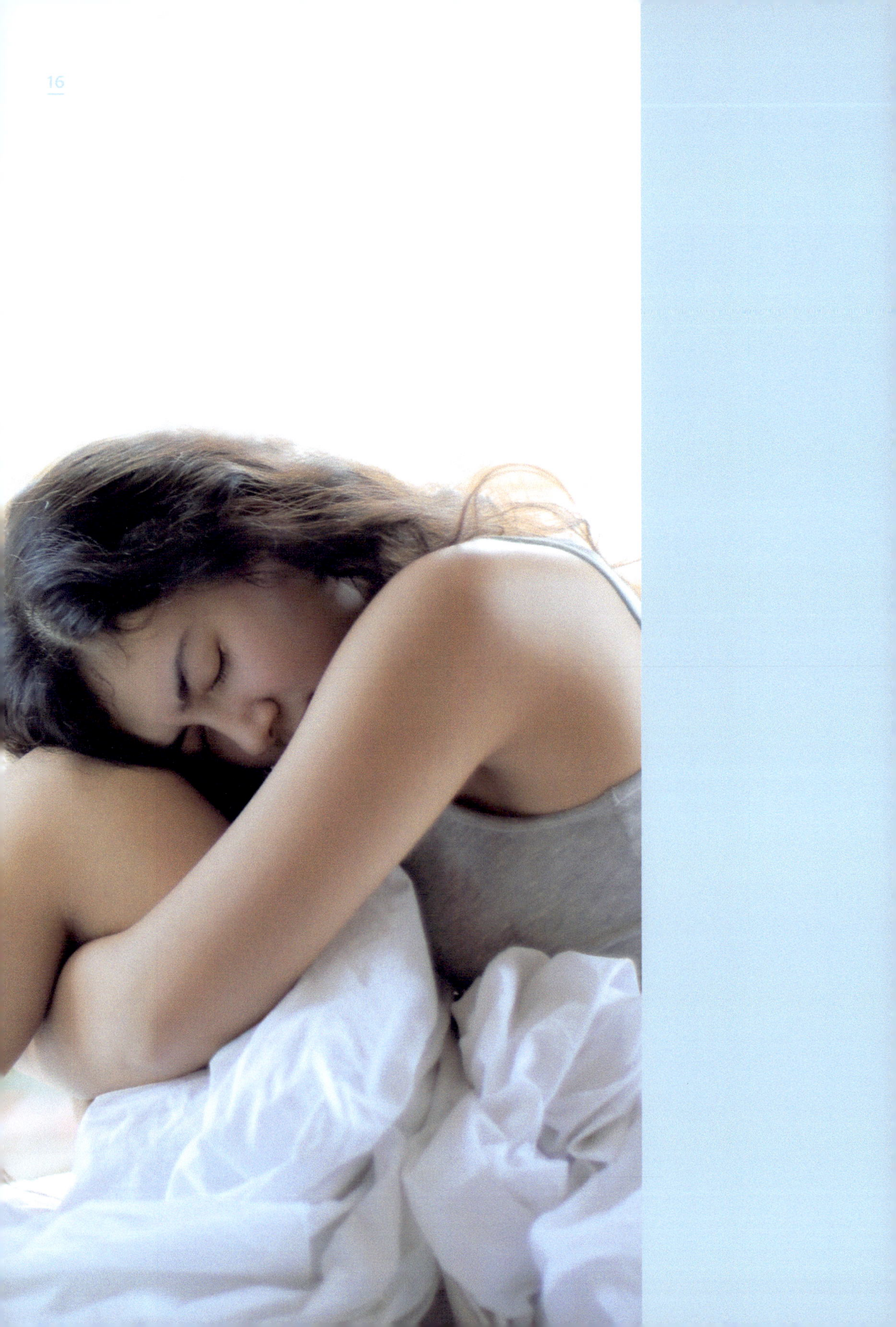

2

SCHLAF-PROBLEME NEHMEN *ZU*

Wenn Sie unter Schlafstörungen leiden, sind Sie damit nicht allein. Schlafprobleme gibt es in allen Altersstufen, auch Kinder und Jugendliche sind davon zunehmend betroffen.

Schlafprobleme nehmen zu

Eine an der Medizinischen Universität Wien durchgeführte Studie[1] belegt, dass sich die Häufigkeit von Schlafproblemen in Österreich innerhalb von 10 Jahren verfünffacht hat: Klagten 2007 noch 6% der Befragten über regelmäßige Einschlafstörungen, waren es 2018 bereits 30%. Und 51% der Befragten gaben an, unter Durchschlafstörungen zu leiden – 2007 waren es 26%.

Schlafstörungen in Österreich[1]

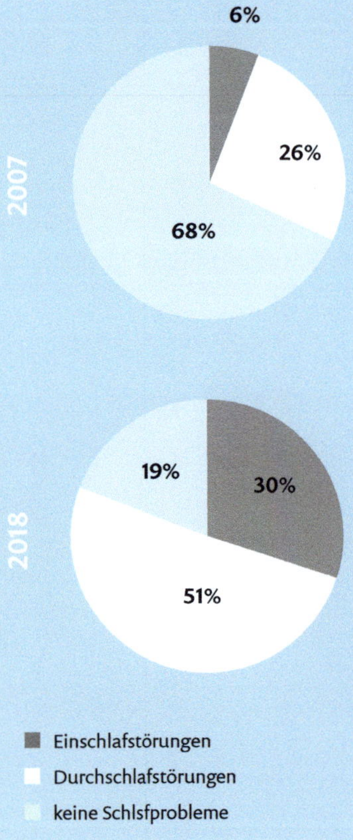

Ähnlich sind die Zahlen aus Deutschland:
Laut DAK-Gesundheitsreport aus dem Jahr 2017[2] litten 80% der Berufstätigen zwischen 35 und 65 Jahren unter Schlafstörungen, jeder 8. von ihnen unter schwerer Schlaflosigkeit. Im Jahr 2010 waren es 48%.

Nicht nur Erwachsene haben Probleme mit der Nachtruhe: Eine Umfrage des Zentrums für Kognitive Neurowissenschaften der Universität Salzburg aus dem Jahr 2021[3] ergab, dass bereits ein Drittel der 6–14-Jährigen nicht genug Schlaf abbekam, bei den 15–18-Jährigen sogar 46%. In dieser Umfrage wird die Corona-Pandemie als Ursache für geringere körperliche Aktivität und vermehrten Medienkonsum angesehen – beides nicht förderlich für eine erholsame Nachtruhe.

Schlafprobleme sind keineswegs harmlos: Sie führen zu Konzentrationsstörungen und Fehlleistungen, erhöhen das Unfallrisiko und steigern die Anfälligkeit für Depressionen und Angststörungen. Es gibt auch einen Zusammenhang mit Herz-Kreislauf-Erkrankungen und Diabetes. Neben der Insomnie (Ein- und Durchschlafstörungen) sind vor allem die schlafbezogenen Atmungsstörungen (z.B. die Schlafapnoe) und die circadianen Schlaf-Wach-Rhythmusstörungen (z.B. Jetlag, Schichtarbeit) von Bedeutung.

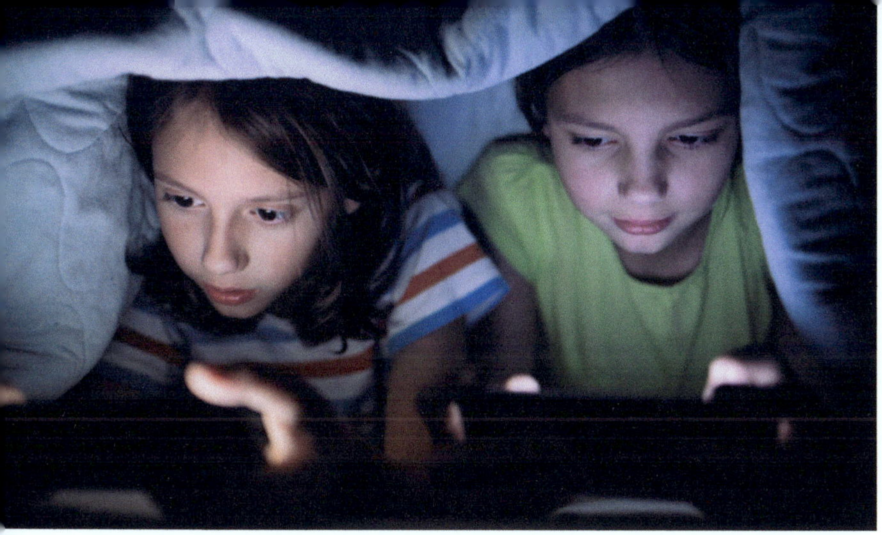

←

Ein Drittel der 6–14-Jährigen bekommt nicht genug Schlaf.

Smartphones als mögliche Ursache

Das erste iPhone erschien Ende 2007 auf dem europäischen Markt, das erste Samsung Galaxy 2009. Die handlichen Begleiter rückten durch ständig erweiterte Technologien immer näher an ihre Userinnen und User und werden heute kaum noch aus der Hand gelegt.

Eine österreichische Studie von Marketagent[4] ergab im Jahr 2022, dass sich 68% der Befragten ein Leben ohne Handy kaum oder gar nicht vorstellen können. Der Griff zum Handy erfolgt in der Früh bereits durchschnittlich 5 Minuten nach dem Aufwachen.

Was dabei unterschätzt wird, ist der Elektrosmog, den die kleinen Gefährten produzieren und durch die sie via WLAN und Bluetooth mit Informationen versorgt werden. (siehe Seite 46)

Wie soll der Körper zur Ruhe kommen, wenn der Geist mit Bildern, Videos, Nachrichten, Spielen und Chats auf Trab gehalten wird? Wie soll ein Mensch abschalten, wenn die Elektronik es nicht tut?

Schlafstörungen bei Jugendlichen 2021[3]

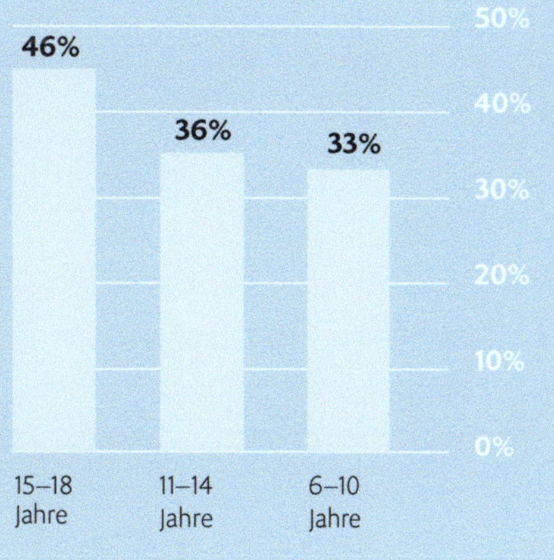

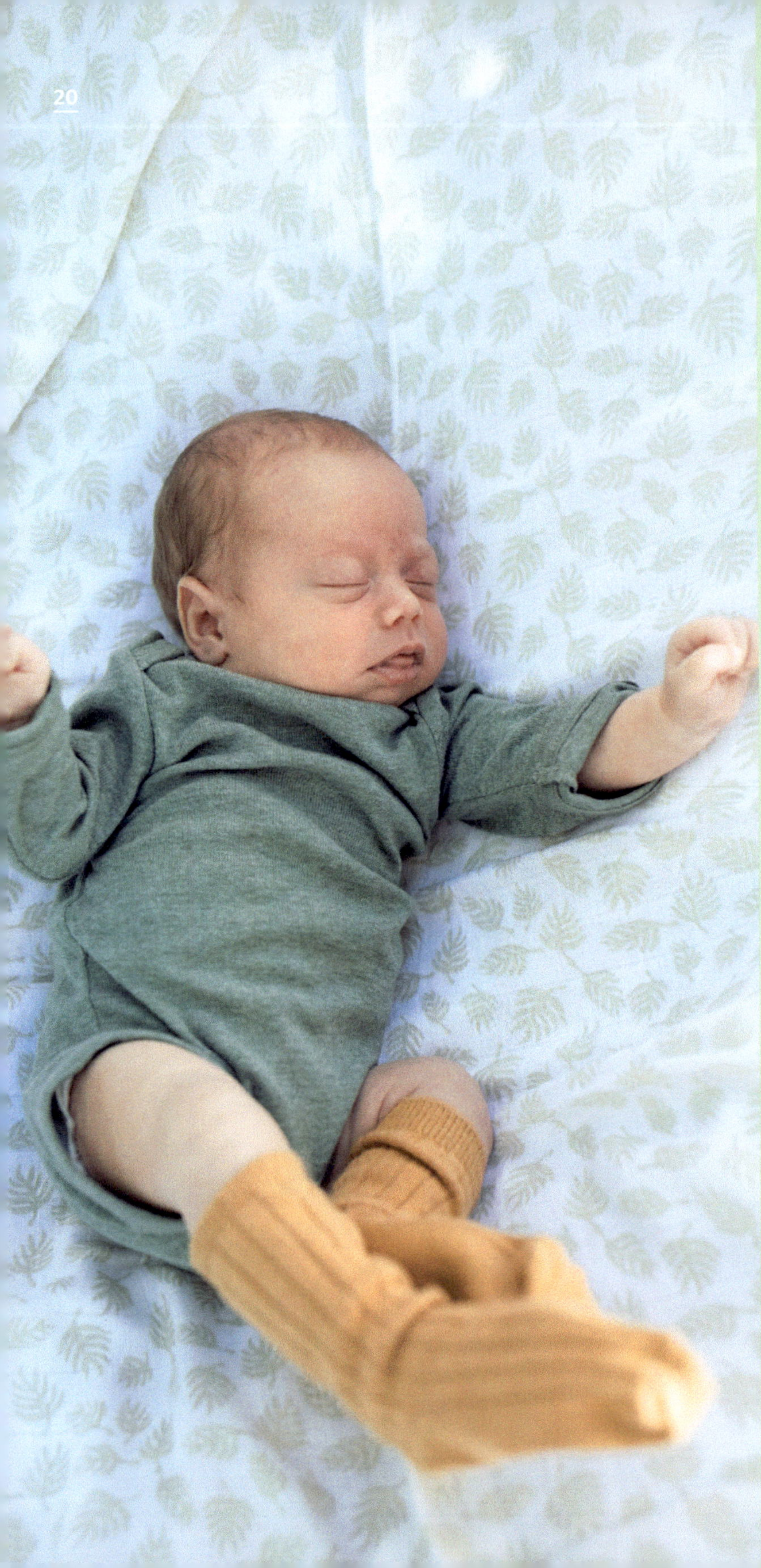

3

GESUND-HEITLICHE *FOLGEN*

Schlafstörungen sind keineswegs harmlos. Wissenschaftliche Untersuchungen haben gezeigt, dass fehlender Schlaf die körperliche und seelische Gesundheit gefährdet.

Gesundheitliche Folgen von Schlafstörungen

Sie wissen sicher, wie es sich anfühlt, nicht genug Schlaf abzubekommen: Übermüdete Menschen sind gereizt, unkonzentriert, machen Fehler und haben Schwierigkeiten, gute Entscheidungen zu treffen. Schlafstörungen, die über einen längeren Zeitraum bestehen, können zu gesundheitlichen Problemen führen, denn der Körper hat nicht ausreichend Zeit, sich zu erholen. Die Freisetzung und das Zusammenspiel wichtiger Hormone können gestört werden, das Immunsystem geschwächt.[1]

↓

Besonders drastisch wirkt sich Schlafmangel bei Kleinkindern aus: Sie wachsen weniger, werden verhaltensauffällig und bilden weniger Gehirnzellen.

Guter Schlaf ist wichtig für die gesunde Entwicklung von Kindern.

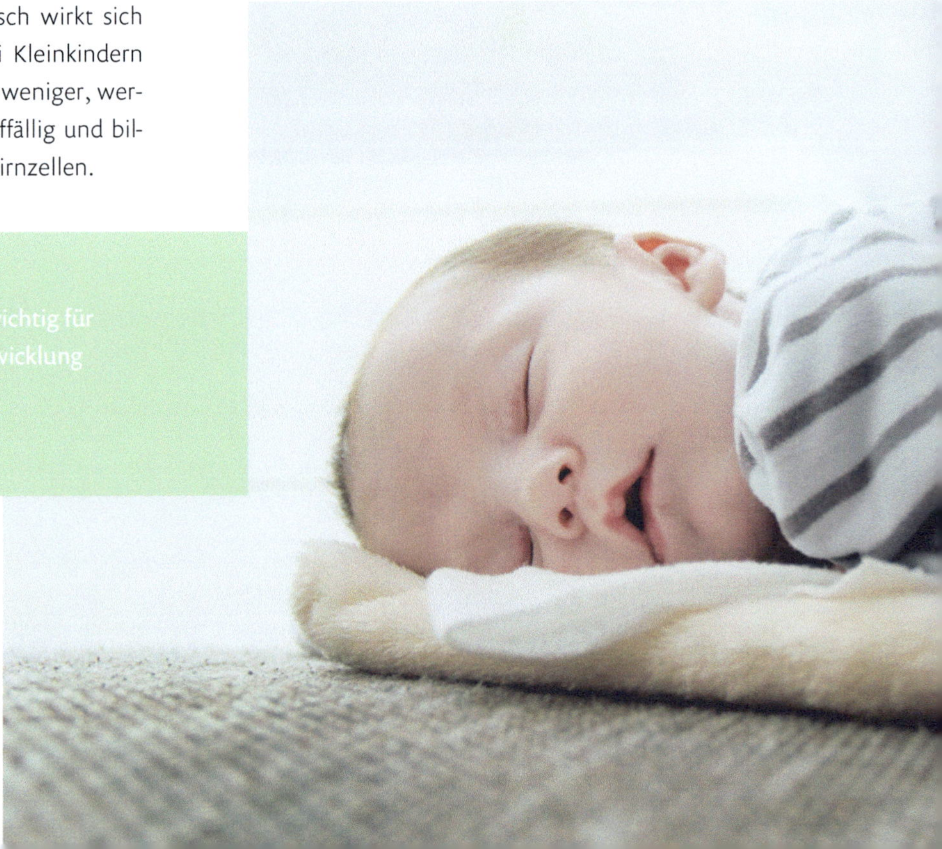

Erhöhtes Risiko für Herz-Kreislauf-Erkrankungen[2]

Etwa 35% der Todesfälle in Österreich und Deutschland werden durch Herz-Kreislauf-Erkrankungen verursacht. Während des Schlafs erholt sich das Herz von den Belastungen des Tages. Bei Menschen, die nicht genug Schlaf bekommen oder immer wieder geweckt werden, fehlt diese Regenerationsmöglichkeit.[3] Schlafmangel kann folgende Erkrankungen begünstigen, die sich negativ auf die Herzgesundheit auswirken:

Hoher Blutdruck

Während des erholsamen Schlafs fällt der Blutdruck um 10–20 %.[4] Wenn dies nicht möglich ist, steigt das Risiko für Bluthochdruck – vor allem bei Erwachsenen mittleren Alters – und somit auch die Gefahr von Herzproblemen.

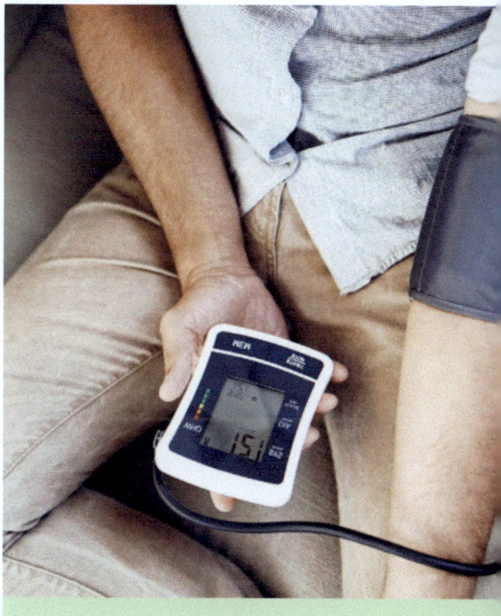

Schlafstörungen erhöhen den Blutdruck.

Arteriosklerose und Herzinfarkt

Studien haben gezeigt, dass Menschen, die regelmäßig weniger als sechs Stunden schlafen, ein um 20% erhöhtes Herzinfarktrisiko haben.[5, 6, 7] Eine chronische Entzündungsreaktion führt zur Belägen in den Blutgefäßen (Plaque).[8] Sie verengen die Gefäße, wodurch Herz und Gehirn nicht mehr ausreichend mit Sauerstoff versorgt werden können. Wenn Gefäße sich vollständig verschließen, kommt es zum Herzinfarkt oder Schlaganfall.

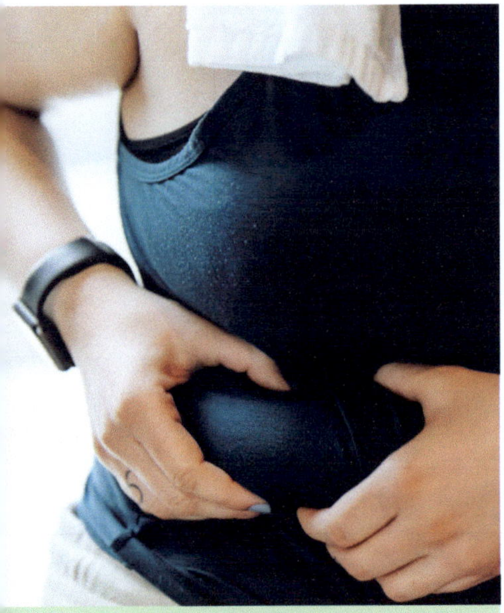

Schlafmangel kann zu Übergewicht führen.

Herzrhythmusstörungen

Personen, die unter Schlafproblemen leiden und in der Nacht öfter aufschrecken, haben eine erhöhte Pulsfrequenz und neigen zu Herzrhythmusstörungen.

Übergewicht

Während des Schlafs werden zwei wichtige Stoffwechselhormone reguliert: Ghrelin löst ein Hungergefühl aus und Leptin ein Sättigungsgefühl. Durch Schlafmangel sinkt der Leptinspiegel und der Ghrelinspiegel steigt – als Folge steigt das Bedürfnis nach Nahrung und die Wahrscheinlichkeit einer Gewichtszunahme.[9,10] Übergewicht ist ein Risikofaktor für Herz-Kreislauf-Erkrankungen.

Diabetes Typ 2

Studien belegen, dass Schlafprobleme den Zuckerstoffwechsel beeinflussen und zu Vorstufen von Diabetes führen. Bei Personen, die bereits an Diabetes leiden, kann Schlafmangel die medikamentöse Zuckerkontrolle im Blut erschweren.

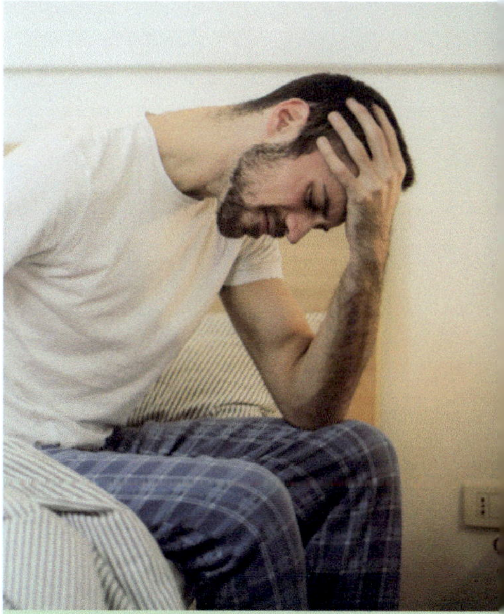

Chronischer Schlafmangel erhöht das Risiko einer Depression um das Vierfache.

Depressionen

Schlaflosigkeit wurde lange Zeit als eine Folge von Depressionen angesehen, doch zahlreiche Studien weisen darauf hin, dass Schlafstörungen ein Auslöser für Depressionen sind.[11, 12]

Chronische Schaflosigkeit kann bereits Monate oder Jahre vor einer Depression auftreten. Mehrere Langzeitstudien belegen, dass Schlaflosigkeit ein Risikofaktor für erstmalige und wiederkehrende Depressionen ist.[13] Von allen Symptomen einer Depression ist Schlaflosigkeit die häufigste und bei jenen Personen, die darunter leiden, ist die Wahrscheinlichkeit, innerhalb eines Jahres erneut eine Depression zu erleiden 7,6-mal höher als bei Personen ohne Schlafprobleme. Schaflosigkeit hat für Personen ohne psychische Probleme die stärkste Vorhersagekraft für die Entwicklung einer Depression innerhalb von 12 Monaten – fast die Hälfte der Personen, die eine Depression entwickeln, leiden darunter.[14] Bei jungen Erwachsenen erhöht Schaflosigkeit das Risiko für eine Depression in den nächsten drei Jahren um das Vierfache.[15] Können Schlafprobleme nicht verbessert werden, senken sie den Therapieerfolg einer Depression um die Hälfte.[16]

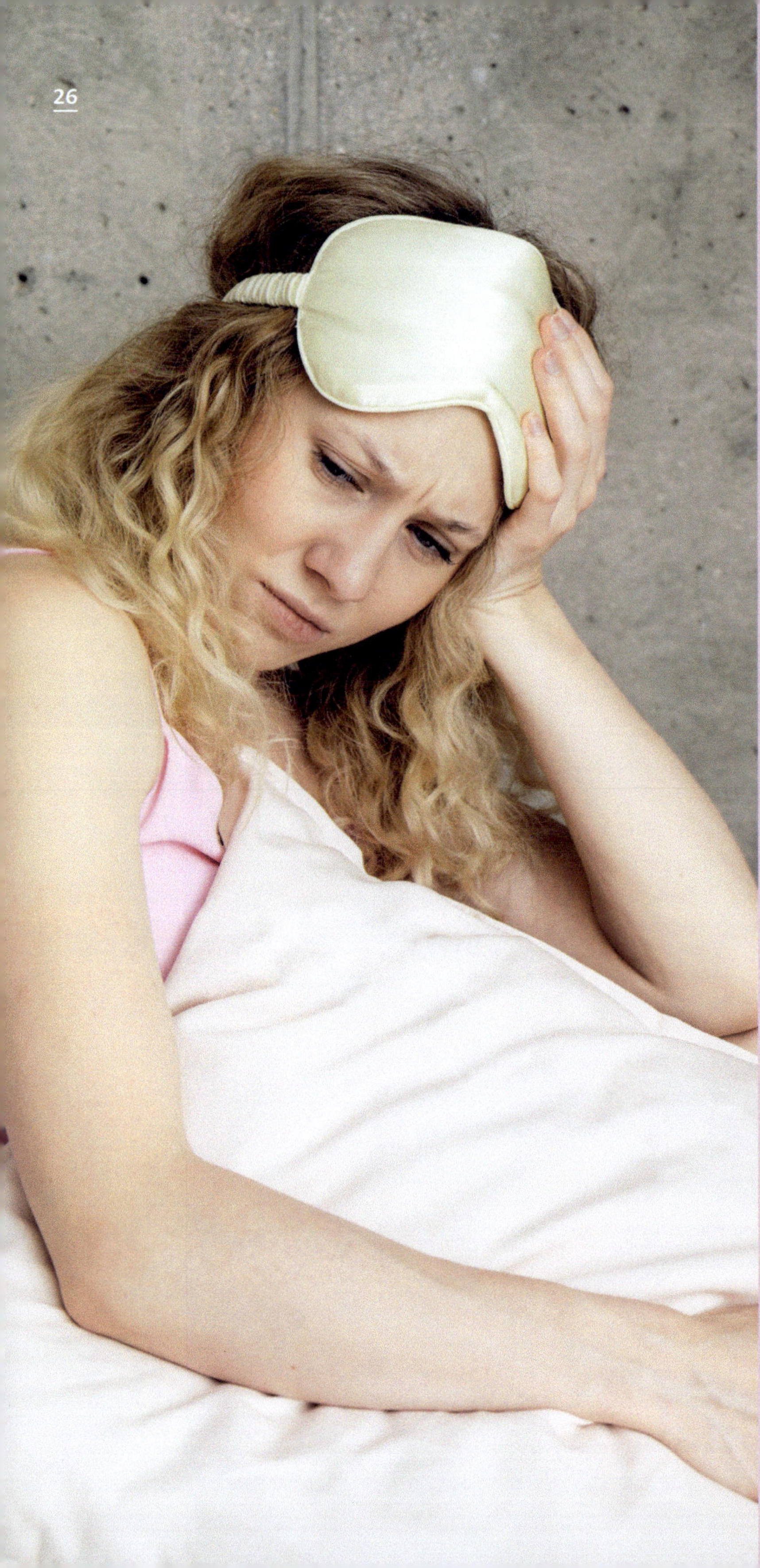

4

URSACHEN VON *SCHLAF-STÖRUNGEN*

Auf den folgenden Seiten beschreiben wir mögliche Ursachen von Schlafstörungen. Neben den allgemein bekannten Auslösern wie Stress oder Allergien erfahren Sie viel Neues über Feinstaub, freie Radikale und Elektrosmog.

Stress

Stress wird definiert als ein Zustand ständiger Sorge und Nervosität, wodurch auch die Muskeln sich verspannen und verspannt bleiben. Stress trägt wesentlich bei zu Herz-Kreislauf-Erkrankungen, Entstehung von Krebs, Erkrankungen des Verdauungstraktes und der Haut sowie zu neurologischen und seelischen Störungen. Stress wirkt sich auch negativ auf das Immunsystem aus. Er führt zu einer verminderten Immunabwehr, z. B. gegen Virus-Infektionen, kann aber auch ein überschießendes Immunsystem verursachen, wie z. B. Multiple Sklerose oder rheumatoide Arthritis[1].

Berufliche Überforderung macht Stress.

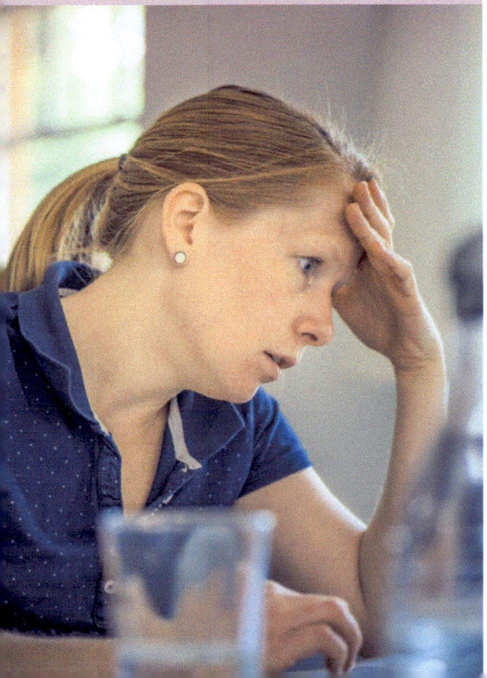

Ursachen von Stress

Es gibt viele Ursachen für Stress. Ein häufiger Grund ist die berufliche Überforderung. Homeoffice führt dazu, dass die Arbeit immer präsent ist und dass es schwerfällt, abzuschalten. Ungelöste Konflikte mit Vorgesetzten oder im Kollegium lassen die Gedanken ständig um dieses Thema kreisen und verhindern das Ein- oder Durchschlafen.

Im privaten Bereich kann die Sorge um nahestehende Personen oder deren Betreuung eine erholsame Nachtruhe verhindern. Eltern brauchen manchmal eine Auszeit von den Kindern, um miteinander etwas unternehmen zu können oder einmal eine ungestörte Nacht zu verbringen.

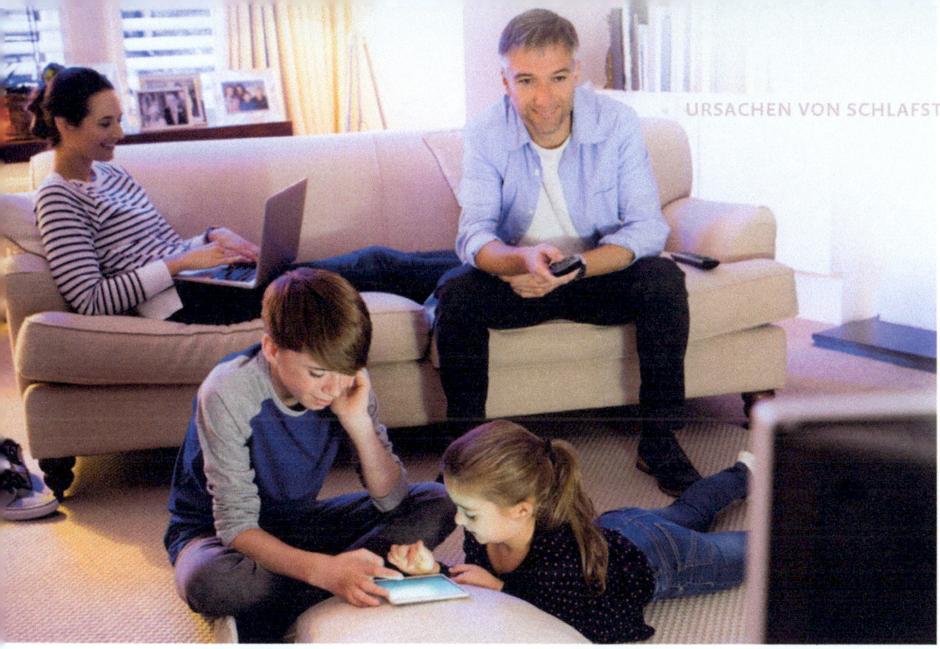

Elektronische Medien lösen durch Reizüberflutung und Elektrosmog Stress aus.

Betroffene meinen oft, überfordernde Situationen alleine lösen zu können bzw. zu müssen und warten lange, bis sie sich Unterstützung holen. Dies ist aber kein Zeichen von Schwäche, sondern davon, verantwortlich mit der eigenen Gesundheit umzugehen! Manchmal genügt es schon, eine Freundin oder einen Freund ins Vertrauen zu ziehen und sich die Probleme von der Seele zu reden. In anderen Fällen ist professionelle psychologische Hilfe gefragt. Mit jedem Schritt zur Lösung eines Problems verliert dieses an Macht.

Auch chronische Krankheiten und Schmerzen verursachen Stress. Sie sollen jedenfalls ärztlich behandelt werden. Neue Erkenntnisse zu oxidativem Stress und der Wirksamkeit von Erdung lesen Sie ab Seite 55.

Das sind offensichtliche Auslöser. Was vielen Menschen nicht bewusst ist, ist die permanente Reizüberflutung, der sie ausgesetzt sind. Vom Aufwachen bis zum Einschlafen werden sie von Radio, Fernsehen, Internet, sozialen Medien und Messages am Smartphone mit (oft unwesentlichen) Informationen, Musik und Katastrophenberichten überhäuft. Kaum jemandem gelingt es, im Hier und Jetzt zu sein und sich selbst wahrzunehmen. Stille ist für viele Menschen bedrohlich geworden. Dazu kommt der Elektrosmog aus Stromleitungen, Schnurlostelefonen, Babyphonen, WLAN, Bluetooth und von Smartphones, Tablets und Laptops, die nach einer Internetverbindung suchen.

Strategien für weniger Stress beim Einschlafen

Belastung durch	Mögliche Strategien
Beruflicher Stress	Aufgabenbereich klären, Neinsagen lernen, Delegieren lernen. Im Homeoffice Bürozeiten einhalten, nicht immer erreichbar sein, keine E-Mails oder Anrufe außerhalb der Bürozeit beantworten. Jeden Tag abschließen – To-do-Liste für den nächsten Tag machen. Bewegung baut Stress ab! Weg zum/vom Büro statt mit dem Auto mit dem Rad/Roller oder den Öffis – Teilstrecke zu Fuß gehen! Ausdauersport (nicht zeitnah vor dem Schlafengehen), Abendspaziergang etc.
Konflikte	Termin für eine Aussprache vereinbaren, evtl. Unterstützung einholen. (Supervision, Coaching, Therapie)
Krankheiten, Schmerzen	Ärztliche Betreuung!
Seelische Probleme	Psychologische/psychotherapeutische Unterstützung

Belastung durch	Mögliche Strategien
Überforderung durch pflegebedürftige Personen oder Kinder	Unterstützung suchen! (Psychotherapie, Sozialdienste, Babysitter etc.)
Kreisende Gedanken, Sorgen um Mitmenschen oder die Welt	Mindestens zwei Stunden vor dem Einschlafen nur noch positive Informationen aufnehmen: Keine Nachrichten, keine Krimis, keine Streitereien (zur Klärung von Unstimmigkeiten einen Termin ausmachen, z.B. Samstagvormittag) **Tipps & Tricks für guten Schlaf** ab Seite 101
Körperliche oder geistige Unruhe	Entspannungstechniken (z. B. Atemübung, siehe Seite 110) Aromatherapie (siehe Seite 109) Abendspaziergang
Elektrosmog	Keine Computer oder Smartphones im Schlafzimmer oder Geräte ausschalten (mindestens Flugmodus, besser ganz aus), Geräte nicht im Schlafzimmer aufladen. Schirmung des Schlafzimmers (Bodenbelag, Wandfarbe, Vorhänge) oder faradaysches Bett (siehe Seite 72)

Störung durch Licht und Lärm

Im städtischen Bereich wird es in der Nacht nicht mehr dunkel. Lichtverschmutzung lautet der Fachbegriff für die dauernde Abwesenheit völliger Dunkelheit. Über die Augen werden Lichtreize aufgenommen, die dem Hormonsystem signalisieren, wann es Nacht wird. Erst mit sinkendem Blauanteil im Licht, also mit der Abenddämmerung, kann das schlaffördernde Melatonin freigesetzt werden.

Der geringe Blauanteil des Abendlichts setzt im Körper Melatonin frei

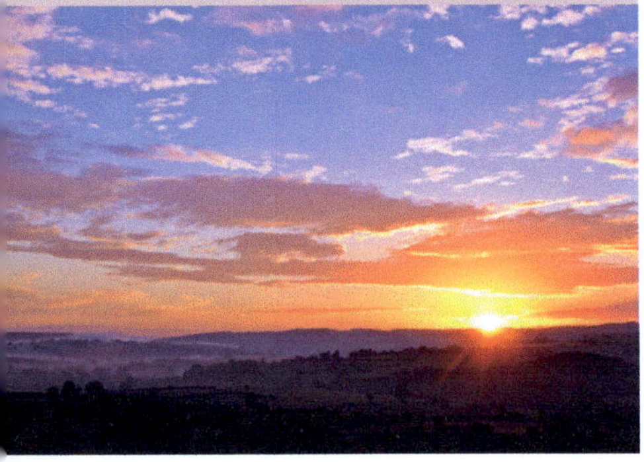

Elektronische Geräte wie TV, Bildschirme, Tablets und Smartphones strahlen mit hohem Blaulichtanteil. Wer im Bett fernsieht oder mit dem Handy/Tablet in den sozialen Medien unterwegs ist, hemmt die Melatoninausschüttung. Besser ist es, bei einer Lampe mit warmem Licht (2700–3000 Kelvin) zu lesen.

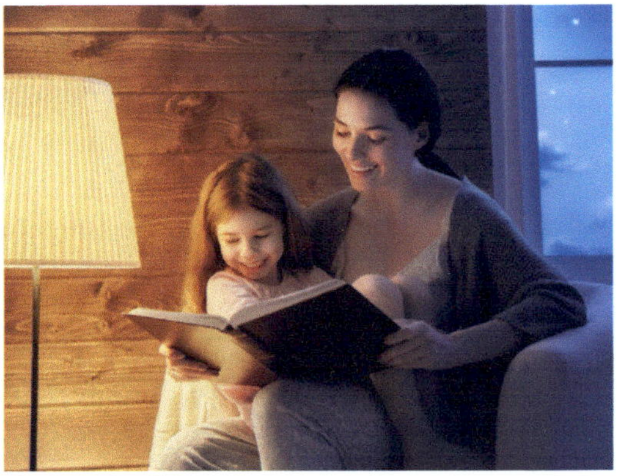

→ Lampen mit warmem Licht wirken beruhigend und schlaffördernd.

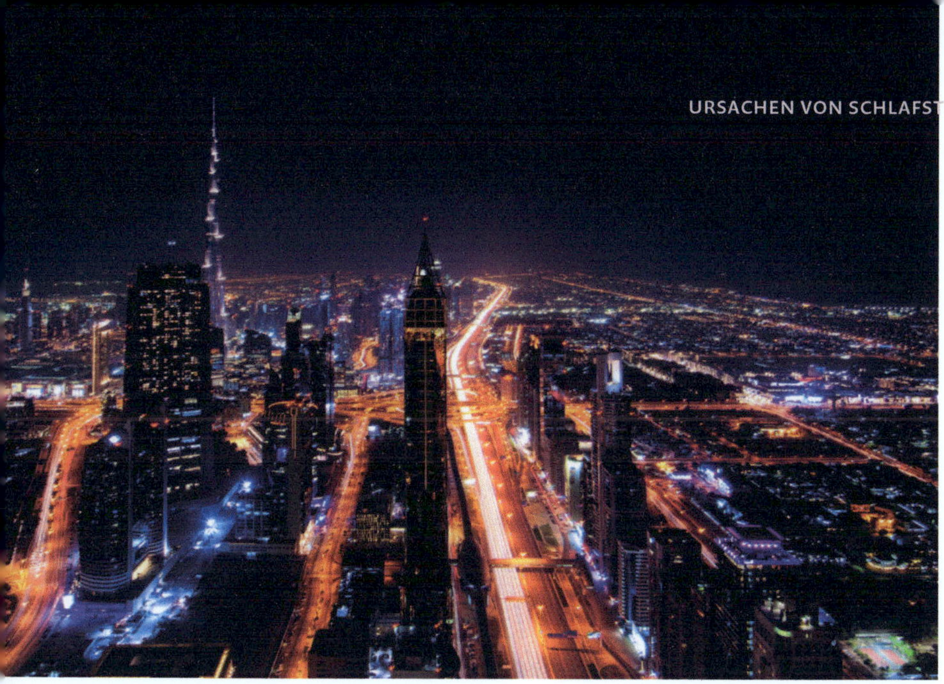

In Städten ist es auch in der Nacht hell und laut.

Lärm ist ein Stressfaktor

Eine Erhebung über die Lebensbedingungen in der Europäischen Union (EU-SILC, European Union Statistics on Income and Living Conditions) ergab 2019, dass Deutschland in Bezug auf die Lärmbelastung einen Spitzenplatz einnimmt: 28% der Bevölkerung fühlen sich in ihrem Wohnumfeld durch Verkehrs- oder Nachbarschaftslärm belästigt.[1] In Österreich sind 17% der Menschen davon betroffen.[2]

Lärm ist ein Stressfaktor. Er beeinflusst das Nervensystem, erhöht den Blutdruck und Puls. Es werden vermehrt Stresshormone ausgeschüttet. Diese Reaktionen treten auch im Schlaf auf und betreffen auch jene Personen, die glauben, sich an Lärm gewöhnt zu haben. Zu den möglichen Langzeitfolgen chronischer Lärmbelastung gehören laut Umweltbundesamt neben Gehörschäden auch Änderungen bei bestimmten Risikofaktoren (z. B. Blutfette, Blutzucker, Gerinnungsfaktoren). In Folge kann es zu Herz-Kreislauf-Erkrankungen wie Bluthochdruck, Schlaganfall und Herzinfarkt kommen.[3]

Strategien gegen Licht und Lärm im Schlafzimmer

Belastung durch	Mögliche Strategien
Helles Licht	Dichte Vorhänge Schlafmaske Abends Lampen mit hohem Rotanteil (2700–3000 K) Keine Bildschirmbenutzung 2 Stunden vor dem Einschlafen Blaulichtfilterbrillen Nachtmodus bei digitalen Medien einstellen
Lärm	Teppiche dämpfen Lärm von unten Schallschutz für die Wände Dichte Vorhänge dämpfen Lärm von draußen. Ohrstöpsel „Weißes Rauschen" durch leise Musik oder Naturgeräusche (Meeresrauschen, Regen, Kaminfeuer).

Luftschadstoffe

Die Luft in Wohn- und Schlafräumen ist oft mit Schadstoffen belastet. Sie verhindern die freie Atmung und einen gesunden Schlaf. Erwachsene machen in der Nacht etwa 6000–8000 Atemzüge, Kleinkinder fast das Doppelte. Dabei befinden sich die Schlafenden relativ nah zum Boden – Staub, Chemikalien aus Bodenbelägen und Allergene gelangen in die Atemluft.

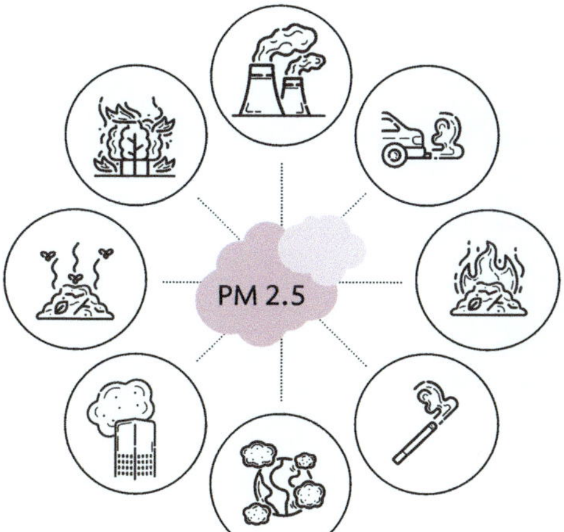

Die Luftverschmutzung in den Städten nimmt zu. Schadstoffe wie bodennahes Ozon, Stickstoffdioxid (NO2) und flüchtige organische Verbindungen (VOC – volatile organic compounds) gefährden die Gesundheit. Wesentliche Ursachen für belastete Außenluft sind der Straßenverkehr, Industrieanlagen und Umweltgifte, wie z. B. Schwermetalle, Pflanzenschutz- oder Lösungsmittel (z. B. in Teppichen, Polsterungen, Möbeln etc.).[1]

„Feinstaub, Stickstoffdioxid und bodennahes Ozon werden derzeit allgemein als die drei Schadstoffe betrachtet, die unsere Gesundheit am meisten gefährden. Eine Langzeit- oder Akutbelastung kann zu unterschiedlich schwerwiegenden Gesundheitsschäden führen, diese reichen von Atemwegserkrankungen bis zum vorzeitigen Tod. Etwa 90 % der europäischen Stadtbewohner sind Schadstoffen in Konzentrationen ausgesetzt, die über dem als gesundheitsgefährdend erachteten Wert liegen.“[1]

Diese Stoffe bilden sogenannten Feinstaub.

Feinstaub (PM, particulate matter) besteht aus einem Gemisch verschieden großer Teilchen (Partikel). PM_{10} ist bis 10 µm (1 Mikrometer ist 1 Tausendstel Millimeter, 1/1000 mm) groß, PM2,5 bis 2,5 µm und ultrafeine Partikel höchstens 0,1 µm, also ein Zehntausendstel Millimeter (1/10 000mm).

„Feinstaub wirkt in jeder Menge gesundheitsschädlich – es gibt keinen Schwellenwert. Daher sollte der Kontakt möglichst vermieden oder zumindest verringert werden.“[2]

Feinstaub gelangt in die Lunge, kleinste Teilchen auch ins Blut.

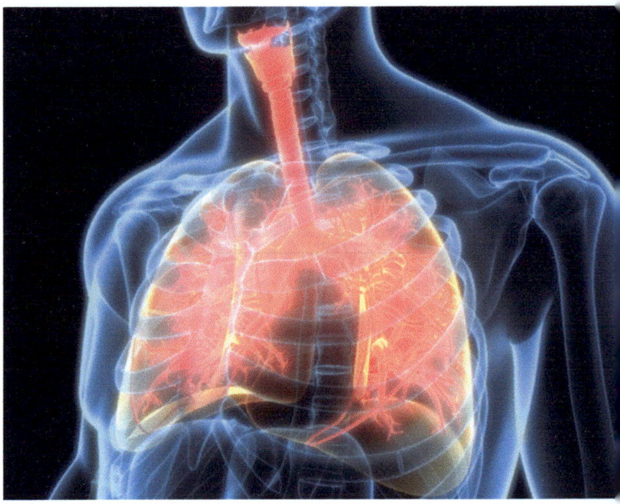

PM_{10} gelangt beim Menschen bis in die Nasenhöhle, PM2,5 bis in die Bronchien und Lungenbläschen und ultrafeine Partikel können bis in das Lungengewebe eindringen und gelangen von dort in den Blutkreislauf. Je nach Größe der Teilchen kann es zu unterschiedlichen Gesundheitsschäden kommen: Schnupfen, Husten, Bronchitis, Asthma, Lungenentzündung und durch die Ablagerung in den Blutgefäßen zu Gefäßverengungen („Arterienverkalkung“) und Gefäßverschlüssen (Thrombosen, die auch die Lunge, das Herz und Gehirn betreffen können). Dazu kommen eine Beeinträchtigung der Regenerationsfähigkeit des Herzens und Stoffwechselkrankheiten, wie z. B. Diabetes Typ 2.[3]

Radioaktive Teilchen in der Luft

Radon ist radioaktives Gas. Es entsteht durch den radioaktiven Zerfall aus Uran. Dieses Spurenelement kommt in Gesteinen, Baumaterialien, einigen Glasuren von Fliesen und im Boden vor, daher kann Radon überall in der Atemluft vorhanden sein. Manche Böden sind stärker belastet als andere. Radon zerfällt in weitere radioaktive Elemente, die in die Atemwege gelangen und zu Veränderungen in den Zellen führen können.

Nach dem Rauchen ist Radon die zweithäufigste Ursache für Lungenkrebs.

Bauliche Maßnahmen können das Eindringen von Radon aus dem Boden verhindern. Ein Teppichboden, der Feinstaub anzieht, senkt die Radonkonzentration in der Raumluft. Die Österreichische Agentur für Gesundheit und Ernährungssicherheit (AGES) bietet eine interaktive Radonkarte, auf der die Postleitzahl des Wohnortes eingegeben werden kann, worauf die Radonbelastung angezeigt wird.[4] Die AGES führt auch gratis Radonmessungen durch.

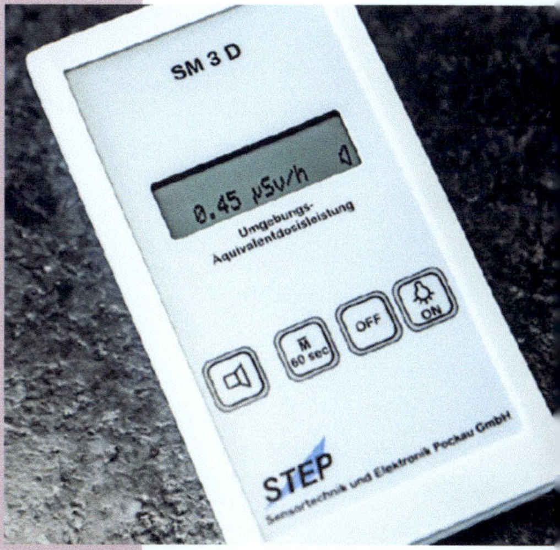

Radonmessung

Allergene in der Raumluft

Manche Teilchen in der Luft können Allergien auslösen. Eine Allergie ist eine Überreaktion des Immunsystems auf harmlose Stoffe, sogenannte Allergene. Dazu zählen Blütenstaub (Pollen), Pilzsporen, Haare und Hautschuppen von Tieren, die Ausscheidungen von Hausstaubmilben, Bestandteile bestimmter Nahrungs- und Waschmittel oder Metalle wie z. B. Nickel.

Bei Betroffenen kommt es zu Niesreiz, juckenden, tränenden Augen oder Hautausschlägen. Bei wiederholtem Kontakt mit den Allergenen können Entzündungen in den Atemwegen (Heuschnupfen, Asthma), in den Verdauungsorganen oder auf der Haut (Ekzeme) auftreten. Doch auch Schlaf- und Konzentrationsstörungen sind häufige Folgen.

Allergien nehmen zu

Allergien nehmen in der Bevölkerung zu. Eine Umfrage des Robert-Koch-Instituts aus dem Jahr 2017 ergab, dass in Deutschland über 28% der Erwachsenen eine diagnostizierte Allergie haben.[5] Als Gründe für die steigende Tendenz werden unter anderem Umweltgifte, übertriebene Hygiene und die Ausbreitung bestimmter Pflanzen als Folge des Klimawandels angeführt.[6] Allergische Personen in Österreich reagieren vor allem auf Pollen (43%), Tierhaare (16%), Hausstaubmilben (14%) und Schimmelpilze (5%).[7] Bei 40% der Menschen mit Allergien entwickelt sich im Laufe des Lebens Asthma.[8]

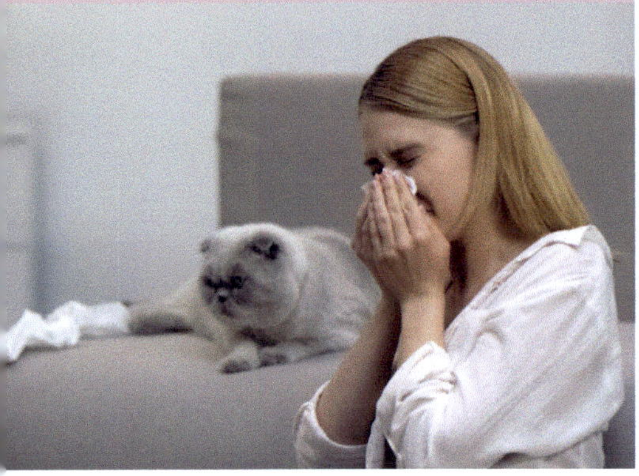

←

Allergien gegen Haustiere lösen Niesreiz und juckende Augen aus.

Worauf reagieren allergische Personen in Österreich?[7]

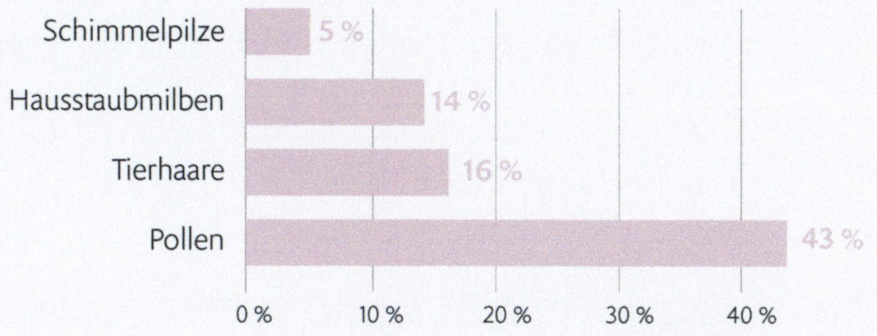

Schimmelpilze sind weit verbreitet

2016 waren nach einer Umfrage Schimmelpilze in 11% der österreichischen Wohnungen ein Problem.[9] In Deutschland geht man davon aus, dass jede dritte Wohnung mit Schimmelpilzen befallen ist. Diese führen zu Atemwegserkrankungen und fördern die Entwicklung von Allergien bei Kindern.[10]

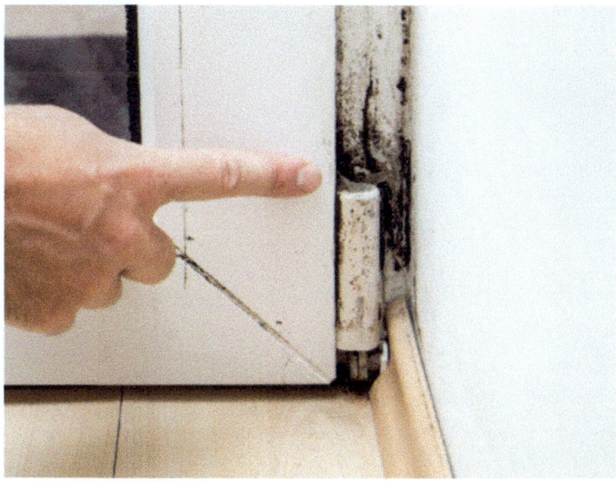

Schimmel bildet sich oft an Fenstern.

Wann soll man in der Pollensaison lüften?

Wenn im direkten Wohnumfeld Pflanzen blühen, steigt die Pollenbelastung mit zunehmender Sonneneinstrahlung im Verlauf des Tages an und sinkt am Abend wieder ab. Sie ist in der Nacht bzw. den frühen Morgenstunden am geringsten. In der Stadt kann es auch in der Nacht zu hohen Belastungen kommen, wenn Pollen aus der ländlichen Umgebung, die sich tagsüber in einer Wolke über der Stadt sammeln, mit der Abkühlung zu Boden sinken. Das Lüften sollte daher erst am frühen Morgen erfolgen.

Freie Radikale

Freie Radikale sind positiv geladene chemische Verbindungen, die Sauerstoff enthalten. Sie entstehen z. B. bei Verbrennungsvorgängen. In Wohn- und Arbeitsräumen ist Tabakrauch die Hauptquelle für diese gesundheitsschädlichen Substanzen, doch auch Laserdrucker oder Kopierer erzeugen freie Radikale.

Tabakrauch belastet die Luft extrem

Der Hauptverursacher von Feinstaub und freien Radikalen in Wohnungen ist Tabakrauch![11] Dieser wirkt nicht nur direkt über die Atemluft für die Rauchenden und alle Personen, die sich im Raum aufhalten. Schädliche Substanzen aus dem Tabakrauch bilden mit Chemikalien aus Wänden und Stoffen giftige und krebserregende Verbindungen (Nitrosamine). Die Gifte lagern sich an Decken, Wänden, Böden – vor allem Teppichen – und Gebrauchsgegenständen ab.[12]

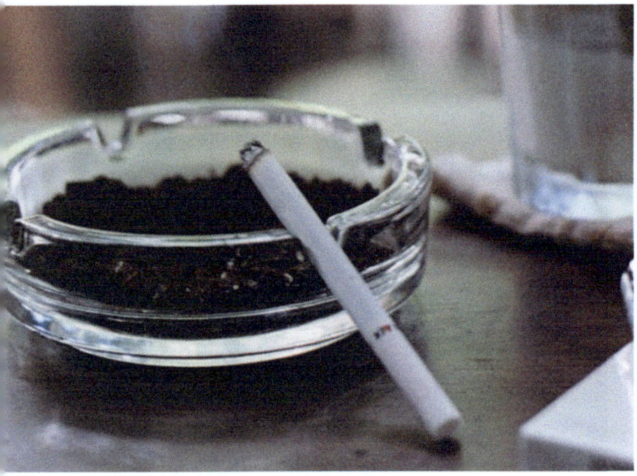

←

Tabakrauch ist die Hauptquelle für freie Radikale in der Raumluft.

Wie schädigen freie Radikale die Gesundheit?

Im menschlichen Stoffwechsel sind freie Radikale ein natürlicher Bestandteil des Stoffwechsels und verbinden sich rasch wieder mit freien Elektronen, sofern diese zur Verfügung stehen. Im Immunsystem dienen sie dazu, Krankheitserreger zu bekämpfen oder beschädigte Zellen aufzulösen. Sie treten u.a. bei Infektionen und Entzündungen auf. Auch bei starker körperlicher Belastung entstehen freie Radikale, dadurch wird das Muskelwachstum angeregt.

Wenn mit der Atemluft freie Radikale aufgenommen werden, lösen sie eine Entzündungsreaktion aus. Um das natürliche Ladungsgleichgewicht wiederherzustellen, dienen die Elektronen von Körpermolekülen als Ausgleich. Diese werden somit selbst zu freien Radikalen – eine Kettenreaktion läuft ab, man spricht von **oxidativem Stress**. Dies geschieht z. B. bei Allergien oder chronischen rheumatischen Entzündungen. Freie Radikale führen zu Zellschäden, die Krebs auslösen können.[13] Auch das Herz-Kreislaufsystem ist gefährdet, wenn sich die Oberfläche der Blutgefäße durch Ablagerungen verengt. Menschen mit Lungenproblemen haben ein erhöhtes Risiko von schnelleren Krankheitsverläufen oder zusätzlichen Gesundheitsschäden. Allergene gelangen durch Verbindungen mit freien Radikalen tiefer in die Atemwege hinein und verursachen größeren Schaden.

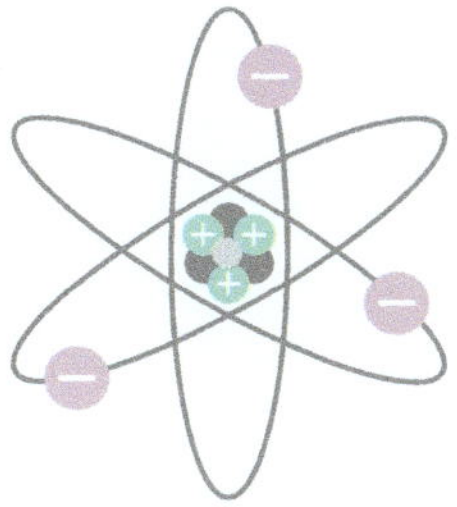

→ Neutrale Atome enthalten gleich viele Elektronen wie Protonen.

Was sind Ionen?

Der Kern von Atomen besteht aus positiv geladenen Teilchen (Protonen) und Teilchen ohne Ladung (Neutronen). In der Atomhülle schwirren negativ geladene Teilchen (Elektronen) um den Atomkern. Atome schließen sich zu Molekülen zusammen. „Neutrale“ Atome oder Moleküle enthalten gleich viele Protonen und Elektronen. Wenn dieses Gleichgewicht gestört wird, also wenn zu viele oder zu wenig Elektronen in der Hülle sind, entstehen geladene Atome bzw. Moleküle, die man Ionen nennt. Wenn ein Elektron fehlt, erhält man ein positiv geladenes Ion. Atome bzw. Moleküle mit einem zusätzlichen Elektron sind negativ geladene Ionen.

Wo lagert sich Feinstaub ab?

Feinstaub findet sich an allen Oberflächen und sammelt sich vor allem am Boden. Auf Parkettböden wird der Staub mit jedem Schritt erneut aufgewirbelt und wieder in der Atemluft verteilt. Teppichböden binden den Staub. Oft werden durch den Abrieb von Teppichen und Polstermöbeln weitere Staubpartikel gebildet. Sie verbinden sich mit freien Radikalen und gefährden die Gesundheit zusätzlich.

Kleine Kinder krabbeln und spielen auf dem Teppich. Dadurch gelangen schädliche Stoffe in den Mund und die Atemwege, wo sie die gesunde Entwicklung gefährden.

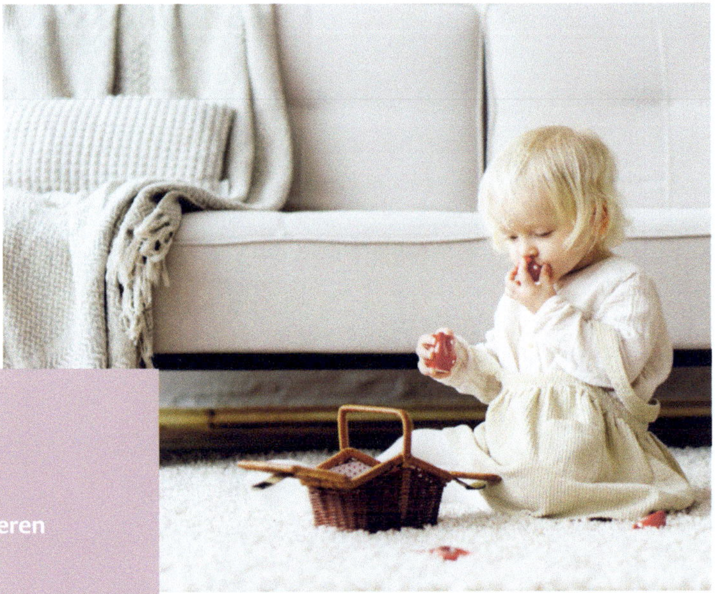

Kinder nehmen Feinstaub beim Spielen auf.

Geerdete Teppiche (siehe Seite 66) neutralisieren freie Radikale und binden feinste Staubpartikel. Diese können mit einem Staubsauger mit HEPA-Filter gesaugt werden.

Zimmerpflanzen verbessern die Luftqualität

Zimmerpflanzen nehmen Kohlenstoffdioxid (CO_2) auf und geben Sauerstoff ab. Weil sie dabei Wasser verdunsten, wird die Luft auch befeuchtet. Pflanzen verbessern die Luft auch durch ihre Fähigkeit, bestimmte Stoffe aufzunehmen und zu binden. Eine Studie der NASA ergab, dass verschiedene Pflanzen Umweltgifte, wie z. B. Formaldehyd, Benzol, Xylol, Toluol, Trichlorethen und Ammoniak aus der Luft von geschlossenen Räumen entfernen können.[14] Spätere Studien schwächten die Ergebnisse ab: Wohnräume sind keine geschlossenen Systeme – durch Lüften gelangen immer wieder neue Schadstoffe in die Raumluft, die Pflanzen können diese nicht vollständig entfernen.[15] In jedem Fall tragen Pflanzen zur wohnlichen Atmosphäre in Räumen bei.

Folgende Pflanzen nehmen Umweltgifte auf

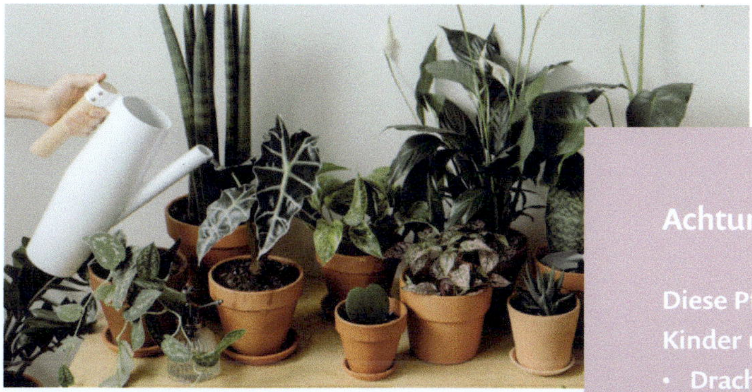

Zimmerpflanzen verbessern die Luftqualität.
←

Diese Pflanzen sind ungiftig:
- Grünlilie (Chlorophytum)
- Schwertfarn (Nephrolepis)
- Zwerg-Dattelpalme (Phoenix)
- Goldfruchtpalme (Dipsys)
- Kentia-Palme (Howea)
- Steckenpalme (Rhapis)
- Bergpalme (Chamaedorea)

Achtung!

Diese Pflanzen sind für Kinder und Haustiere giftig!
- Drachenbaum (Dracena)
- Einblatt (Spathyphyllum)
- Bogenhanf (Sanseveria)
- Efeutute (Epipremnum)
- Birkenfeige (Ficus benjamina)
- Gummibaum (Ficus elastica)
- Efeu (Hedera)
- Chrysantheme

Strategien gegen Luftschadstoffe

Belastung durch	Mögliche Strategien
Feinstaub und freie Radikale	Klimaanlage mit Luftfilter Regelmäßig Staubsaugen (Gerät mit HEPA-Filter*) Glatte Oberflächen feucht abwischen, Krimskrams entfernen. Parkettboden feucht wischen Ionisator, geerdeter Teppichboden (siehe Seite 66)
Schädliche Dämpfe	Schadstofffreie Bodenbeläge, Möbel, Polsterungen, Wandfarben, Lacke, Polituren und Putzmittel verwenden (Umweltschutzzeichen Blauer Engel)
Pollen	Pollengitter für Fenster und Balkontüren Nach dem Aufenthalt im Freien die Haare waschen, Kleidung in die Wäsche geben Wäsche während der Pollensaison nicht im Freien trocknen Klimaanlage mit Luftfilter Ionisator Geerdeter Teppichboden (siehe Seite 66) Regelmäßig Staubsaugen (Gerät mit HEPA-Filter*) Glatte Oberflächen feucht abwischen, keinen Krimskrams herumstehen lassen (Staubfänger)

* HEPA ist die Abkürzung für High Efficency Particulate Air. HEPA-Filter entfernen bis zu 99,995% des Feinstaubs aus der Raumluft. Sie werden z. B. in Luftreinigern, aber auch in Staubsaugern eingesetzt. Damit können Feinstaub, Bakterien, Viren und Allergene (Tierhaare, Pollen, Schimmelsporen) aus der Raumluft entfernt werden.

Belastung durch	Mögliche Strategien
Tierhaare	Kontakt meiden, evtl. Atemschutzmaske tragen Tiere nicht in die Wohnung/ins Schlafzimmer lassen
Hausstaubmilben	Milbendichtes Bettzeug Kissen und Decken regelmäßig waschen Polyester statt Daunenfüllung
Schimmelpilze	Lüften! Fenster – wenn möglich und gewünscht – nachts gekippt lassen, sonst nach dem Aufstehen intensiv lüften. Keine Wäsche in der Wohnung trocknen bzw. dabei gut lüften. Keine Möbel an Außenwänden aufstellen, damit sich dahinter keine Feuchtigkeit sammeln kann. Tonsubstrate statt Erde für Topfpflanzen verwenden.
Radon	Bauliche Maßnahmen, geerdeter Teppichboden (siehe Seite 66)

Elektrosmog

Elektrosmog in Wohn, Arbeits- und Schlafräumen wird durch elektromagnetische Felder und Strahlung verursacht. Diese entsteht einerseits durch Stromleitungen und andrerseits durch Funkwellen. Diese Felder und Wellen haben eine Wirkung auf den menschlichen Körper, auf Wohlbefinden, Entspannung und Regeneration.

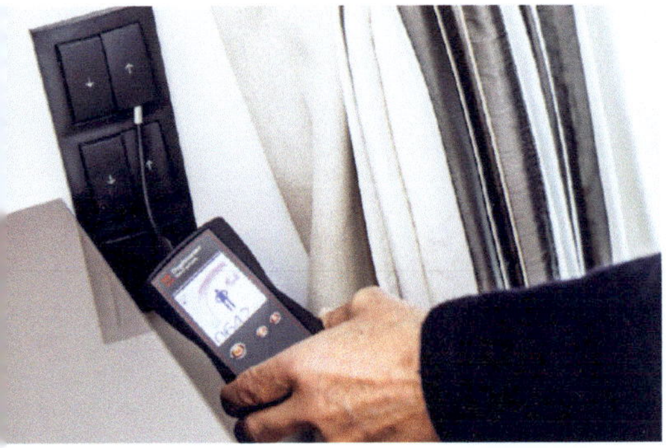

Das elektrische Feld eines Schalters (642 V/m)

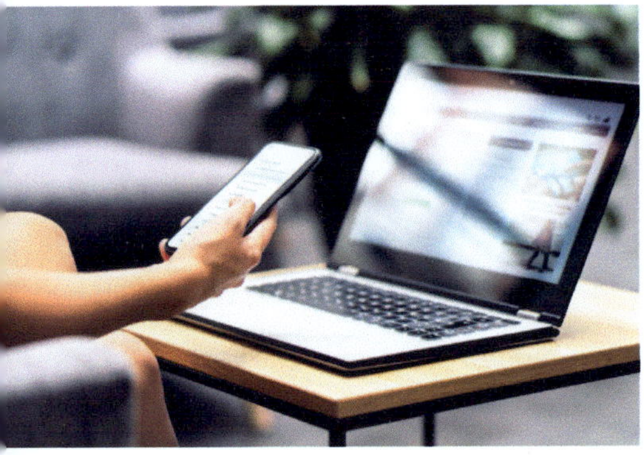

Computer erzeugen elektrische und magnetische Felder.

Elektrosmog durch Strom und Spannung

Elektroinstallationen verursachen niederfrequente elektrische und magnetische Felder von 50 Hz.

Elektrische Felder entstehen, sobald ein Stromkabel oder elektrisches Gerät an das Stromnetz angeschlossen ist. Dann liegt eine elektrische Spannung von 230 Volt an. Die Stärke elektrischer Felder (Feldstärke) wird in Spannung (Volt) pro Meter (V/m) angegeben.

Magnetische Wechselfelder entstehen in Leitungen und Geräten zusätzlich zum elektrischen Feld, sobald Strom fließt. Das entstehende Magnetfeld wird durch die magnetische Flussdichte beschrieben. Sie wird in Nanotesla (nT) gemessen.

Elektrische Leitungen werden in den Wohnungswänden üblicherweise 30 cm über dem Boden verlegt – und damit in der Nähe der Matratze. Je nach Baumaterial strahlen die elektromagnetischen Felder der Leitungen bis zu 2 m in die Räume hinein und damit auch in den Schlafbereich.

Die Kabel von Nachttischlampen, Radioweckern oder die Ladekabel von Mobilgeräten befinden sich oft am Nachttisch und in Kopfnähe der Schlafenden. Auch Hochspannungsleitungen oder Trafostationen in der Umgebung der Wohnung/des Hauses tragen zum Elektrosmog bei.

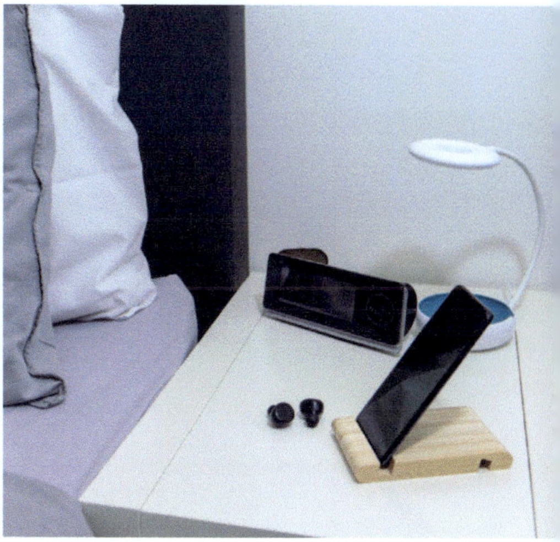

Stromkabel und mobile Geräte neben dem Bett erzeugen einen gesundheitsschädlichen Strahlenmix und verhindern erholsamen Schlaf.

Elektrosmog durch Funkstrahlung

Sendemasten von Mobilfunkbasisstationen, WLAN-Router, Babyphone, Schnurlostelefone, Laptops, Tablets, Smartphones und digitale Sprachassistenten senden hochfrequente Funksignale. Hochfrequente Wellen können Wände, Gegenstände und Lebewesen durchdringen. Der Mensch nimmt diese Frequenzen wie eine Antenne auf, der Körper absorbiert einen Teil der Strahlung (Körperankopplung). Der SAR-Wert von Handys gibt an, wie viel Strahlung vom Körper absorbiert wird (SAR = spezifische Absorptionsrate).

Modems, Router und mobile Endgeräte senden hochfrequente Funksignale.

Wie wirkt Elektrosmog?

Die Wirkung von Elektrosmog auf den Körper ist für elektrosensible Personen direkt wahrnehmbar, andere Menschen leiden unter Umständen an Symptomen wie z.B. Nervosität, Kopfschmerzen oder Schlafstörungen, die sie nicht mit der Strahlung in Zusammenhang bringen. Mehr als 10.000 durch Experten bestätigte wissenschaftliche Studien belegen, dass elektromagnetische Strahlung die menschliche Gesundheit schädigen kann.[1]

Mehr zu Elektrosensibilität erfahren Sie auf der nächsten Seite.

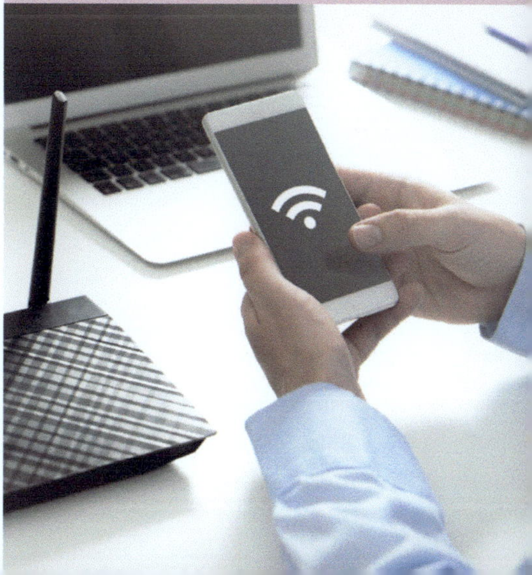

Was ist Elektrosensibilität?

Elektrosensibilität wurde erstmals im Jahr 1991 beschrieben.[2] Symptome treten zuerst vorübergehend auf, wie z. B. Kopfschmerzen, Unruhe, Reizbarkeit, Konzentrationsschwierigkeiten, Schlafprobleme, Depressionen, Energiemangel oder Erschöpfung. Mit zunehmender Wirkung elektromagnetischer Felder bzw. Wellen nehmen die Symptome, ihre Dauer und Intensität zu. In der 3. Stufe können neurologische Symptome zu einer starken Beeinträchtigung des Allgemeinbefindens führen.

„Wir Menschen haben kein Wahrnehmungsorgan für künstlich erzeugte elektromagnetische Felder. Und doch sind biologische Effekte nachweisbar, die sich auf unsere Befindlichkeit und unser Immunsystem negativ auswirken. Menschen, die mit körperlichen Symptomen auf die künstlichen elektromagnetischen Felder reagieren, werden als „elektrosensibel", „elektrohochsensibel" oder „elektrohypersensibel" (EHS) bezeichnet."[3]

Die Österreichische Ärztekammer erkennt seit 2012 Schlafprobleme, Muskel- und Gelenk- und Kopfschmerzen, Konzentrations- und Gedächtnisstörungen, Tinnitus und Druck in den Ohren als Symptome einer EHS an. In ihrer „Leitlinie der zur Abklärung und Therapie EMF*-bezogener Beschwerden und Krankheiten (EMF-Syndrom)" wird Ärzt*innen empfohlen, bei unspezifischen Beschwerden ohne klar erkennbare Ursache an elektromagnetische Felder und Wellen als Auslöser zu denken, insbesondere dann, wenn von den Patient*innen ein entsprechender Verdacht geäußert wird.[4]

Die Arbeitsgruppe EMF der Europäischen Akademie für Umweltmedizin (EUROPAEM)[5] beschreibt die Bandbreite der Belastungen: Sie können von leichten Kopfschmerzen durch Telefonieren mit einem Handy über grippeähnliche Anzeichen, wenn der ganze Körper mehrere Stunden EMF ausgesetzt war, bis hin zu schwerwiegenden Symptomen mit einer dramatischen Verschlechterung der seelischen und körperlichen Gesundheit reichen.

* EMF ist die Abkürzung für elektromagnetische Felder

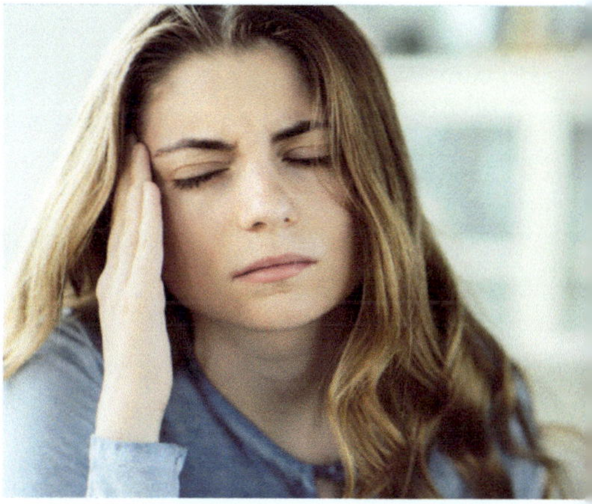

Kopfschmerzen sind ein häufiges Symptom von Elektrosensibilität.

Je nach individuellen Empfindlichkeit einer Person treten Symptome zu Beginn nur gelegentlich auf, nehmen aber mit der Zeit an Häufigkeit und Intensität zu. Die Beschwerden können auch wieder zurückgehen oder sogar ganz verschwinden, wenn die nachteiligen EMF-Einflüsse ausreichend vermindert werden. Als Therapie wird empfohlen, alle starken EMF-Quellen zu Hause und am Arbeitsplatz zu dämpfen oder zu entfernen.

TEST: Sind Sie elektrosensibel?[6]

1. Leiden Sie unter einem oder mehreren der folgenden Symptome?
Konzentrationsschwierigkeiten, Vergesslichkeit, Reizbarkeit, innere Unruhe, Müdigkeit, Überaktivität, Erschöpfung, Schlafstörungen, Kopfschmerzen, Schwindel, Druckgefühl im Ohr, Ohrgeräusche, Herzklopfen, Blutdruckprobleme, Muskel- oder Gelenksschmerzen

2. Seit wann bestehen diese Beschwerden?

3. Hat sich Ihre Wohn- oder Arbeitssituation damals geändert?
z. B. Umzug, neuer Arbeitsplatz, Home-Office, Veränderung des Schlafplatzes etc.

4. Gibt es einen Zusammenhang mit Neuanschaffungen oder -installationen?
z. B. Smartphone, Smartmeter, Smart Home, WLAN-Router, Schnurlostelefon, Babyphon, Auto mit Bordcomputer

5. Gibt es Orte, an denen die Beschwerden zunehmen oder besonders stark sind?
z. B. am Arbeitsplatz, in einem bestimmten Raum daheim, im Auto

6. Gibt es Orte, an denen die Beschwerden zurückgehen oder ganz verschwinden?
z. B. am Arbeitsplatz, in einem bestimmten Raum daheim, an anderen Orten, im Urlaub, bei Freund*innen, im Wochenendhaus, im Wald

7. Erkennen Sie einen Zusammenhang, der auf die Wirkung elektromagnetischer Felder oder Wellen zurückzuführen ist?

Schädliche Wirkung von Mobilfunk

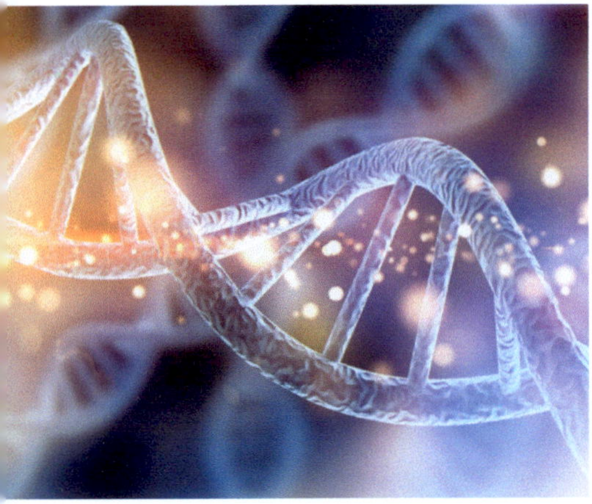

→ Funkstrahlen können die DNA schädigen.

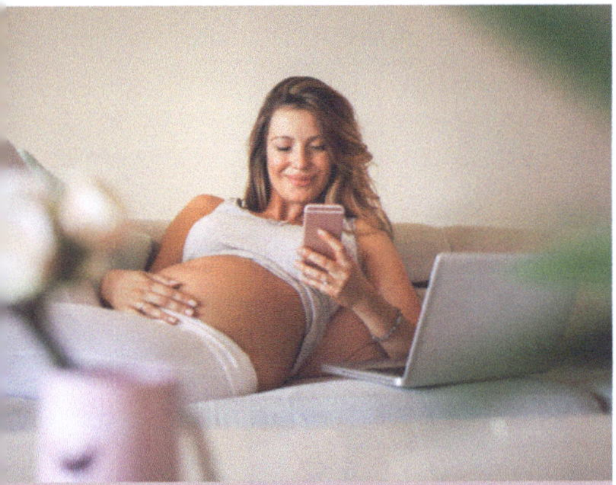

WLAN und Mobilfunk gefährden den Embryo und die Schwangerschaft.

Bildung freier Radikale

Es können aggressive Sauerstoffverbindungen (freie Radikale, oxidativer Stress, siehe Seite 41) entstehen und zu Erkrankungen des Herz-Kreislauf-Systems, der Nervenzellen und des Gehirns führen.[5,7]

Schädigung der DNA

Elektromagnetische Strahlung kann die DNA schädigen. Als Folge können sich veränderte Zellen bilden (Krebs). [5]

Entwicklungsstörungen für Embryos und Kinder

Entwicklungsstörungen für Embryos und Kinder Embryos im Mutterleib können durch die Strahlung von Mobiltelefonen, Tablets oder Laptops geschädigt werden. Gefährdet sind sowohl die DNA als auch die Entwicklung der Nervenzellen. Daher kann es zu embryonalen Missbildungen, zu Fehl- oder Frühgeburten kommen. Kinder haben ein erhöhtes Risiko, ADHS (Aufmerksamkeitsdefizit-Hyperaktivitätsstörung)[8], Autismus[8] oder Asthma[9] zu entwickeln.

Gefährdung von Nervensystem und Gehirn

Jede Zelle ist über einen Nerv mit dem Gehirn verbunden. Die Informationsübertragung in den Nervenzellen erfolgt über elektrische und chemische Impulse. Wird die Nervenübertragungen durch Interferenzen mit elektromagnetischer Strahlung gestört, kann es zu Unruhe, Schlaflosigkeit, Konzentrationsstörungen, Depressionen, Burn-out oder Restless Legs kommen.[4, 5, 10]

Die Blut-Hirn-Schranke schützt das Gehirn vor bestimmten Bestandteilen des Blutes, wie z. B. Krankheitserreger oder Giftstoffe. Funkstrahlung kann diese lebenswichtige Barriere durchlässig machen. Dann können Schwermetalle oder Eiweißstoffe ins Gehirn gelangen und es schädigen. Alzheimer, Parkinson und ALS (Amyotrophe Lateralsklerose) können entstehen.

Elektrosmog kann Restless Legs auslösen.

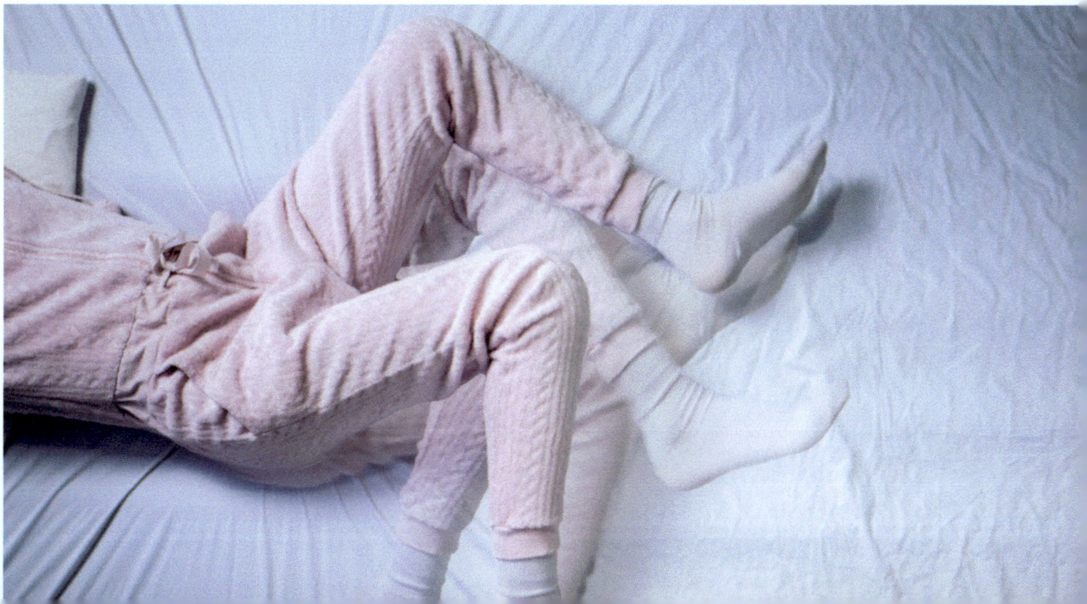

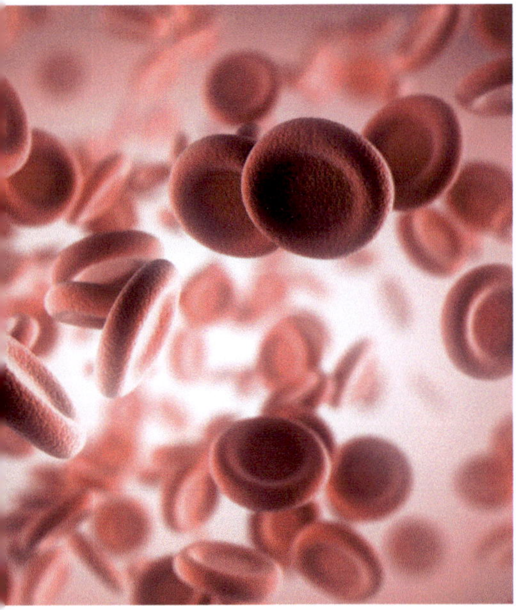

Die roten Blutkörperchen können durch Handystrahlung verklumpen.

Wirkung auf das Hormonsystem

Funkstrahlen lösen Stressreaktionen im Körper aus. Als Folge sinkt der Serotoninspiegel und der Cortisolspiegel steigt. Statt Glück und Entspannung zu empfinden, sind wir im „Flucht- oder Angriff-Modus". Das macht unkonzentriert und vergesslich. Studien zeigen, dass es zu einer Abnahme der weiblichen und männlichen Sexualhormone und zu Schäden an den Spermien kommen kann.[11]

Herz- Kreislauferkrankungen

Durch Handystrahlung können die roten Blutkörperchen verklumpen. Sie nehmen dann weniger Sauerstoff auf verstopfen die feinsten Blutgefäße (Kapillaren). Dadurch erhöht sich das Risiko für Embolien, Herzinfarkt und Schlaganfälle. Schon 2010 kam es zu einer Besorgnis erregenden Zunahme von Schlaganfällen bei Kindern und Jugendlichen und sogar bei Föten im Mutterbauch um über 100 Prozent.[12] Auch Veränderungen und Störungen des Herzrhythmus wurden beobachtet.

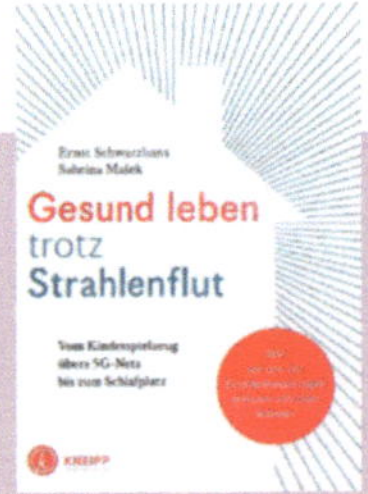

Weiterführende Informationen zu verschiedenen Strahlungsarten und entsprechenden Schutzmaßnahmen in Wohn- und Arbeitsräumen und im Auto bietet das Buch: „Gesund leben trotz Strahlenflut"

Strategien gegen Elektrosmog im Schlafzimmer

Belastung durch	Mögliche Strategien
Radiowecker, Funkwecker, Funkuhr	Ersetzen durch Wecker zum Aufziehen oder mit Batterie
Babyphone	Strahlungsarmes Gerät (z. B. von Angelcare), nicht zu nahe beim Kinderbett verwenden
Smartphone, Tablet	Nicht im Schlafzimmer aufladen! In der Nacht abschalten oder Flugmodus Wenn Sie erreichbar sein müssen, Gerät nicht direkt neben dem Kopf ablegen und mobile Dienste abschalten (nur Telefonate/SMS möglich).
Kabel zu Nachttischlampe	Geschirmtes Kabel verwenden
Leitungen in der Wand	Geschirmte Kabel und Netzfreischalter (schützen nicht vor den elektrischen Feldern der Nachbarräume, die durch die Wand strahlen) Faradaysches Bett*
WLAN	In der Nacht abschalten, Faradaysches Bett*
Handymasten, Sendemasten, Trafos	Faradaysches Bett*

* siehe Seite 72

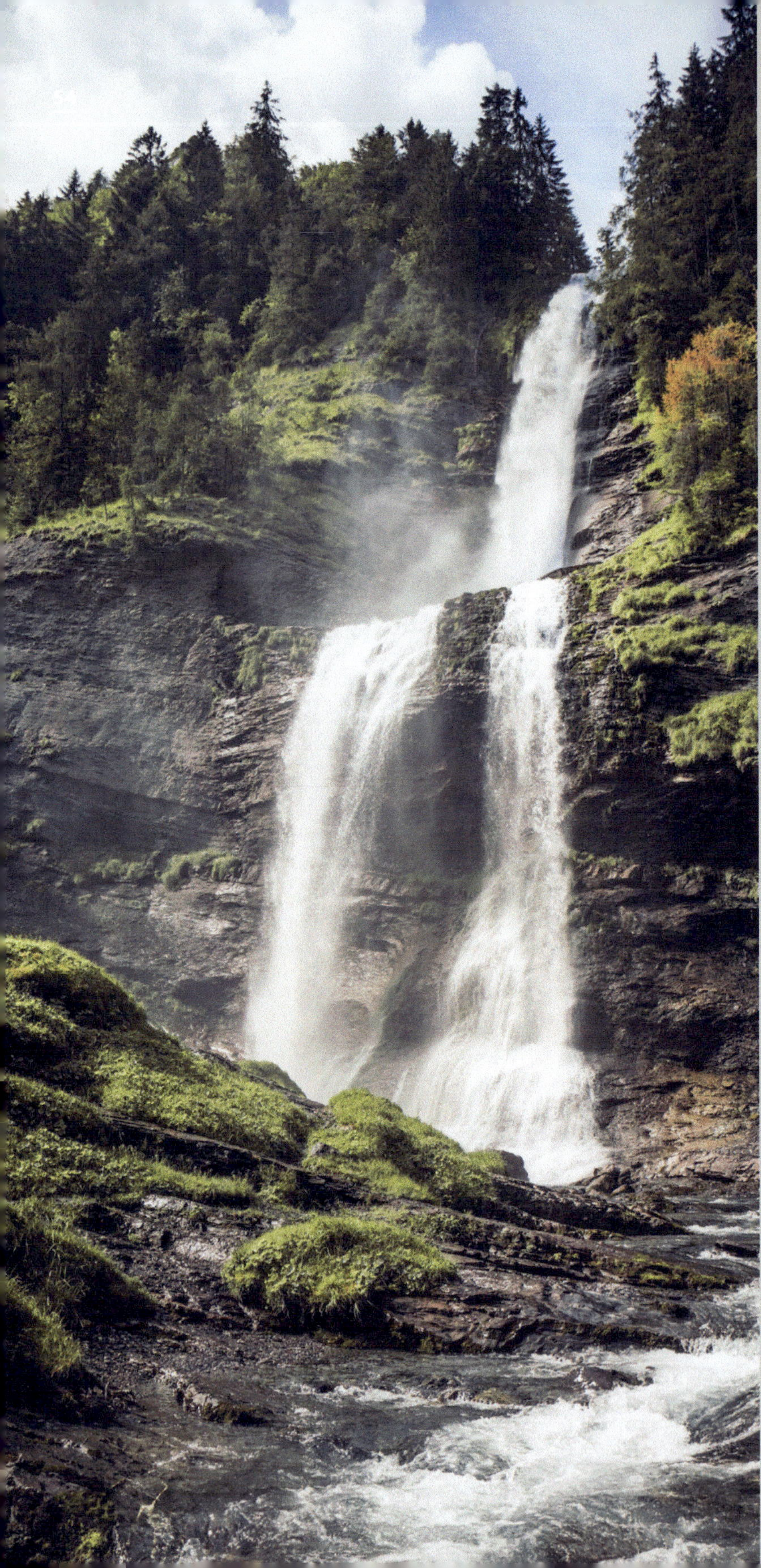

5

DIE HEILSAME KRAFT *DER ERDUNG*

Warum fühlen sich Menschen in der Natur wohl? Warum kann man sich am Meer oder in den Bergen so gut entspannen? Erfahren Sie in diesem Kapitel, welche Ionen unser inneres Gleichgewicht wiederherstellen können und welch erstaunliche Wirkung Erdung auf unsere Gesundheit hat.

Die heilsame Kraft der Erdung

Vielleicht haben Sie beobachtet, dass Sie sich bei Wasserfällen, am Meer, in den Bergen oder im Wald besonders wohl und entspannt fühlen. Der Grund dafür liegt in der hohen Konzentration an negativ geladenen Teilchen in der Luft. Diese neutralisieren die freien Radikale in Ihrem Körper. In der Natur entstehen negativ geladene Ionen durch radioaktive und UV-Strahlung, bewegtes Wasser, bewegte Luft und durch Pflanzen.

Negativ geladene Ionen pro Kubikzentimeter (cm³):[1]

Wasserfälle:
95.000 bis 450.000

Berge, Meeresufer, windiger Wald:
50.000 bis 100.000

Auf dem Land mit leichter Brise:
5.000 bis 50.000

Städte:
100 bis 2.000 (Stoßzeiten: bis 100)

Zimmer und Büros:
40 bis 100

Zimmer mit Klimaanlage:
0 bis 20

Die heilsame Wirkung negativ geladener Ionen

Zahlreiche Studien belegen die heilsame Wirkung negativ geladener Ionen, wie sie in der Natur oder durch Ionisatoren gebildet werden.

So wirken negativ geladene Ionen

- Senkung von Feinstaub aus der Luft[2, 3]
- Entfernung von Zigarettenrauch aus der Luft[4]
- Senkung des Schweregrads einer Depressionen[5]
- Verbesserung der Lungenfunktion[6, 7]
- Verbesserung der Herzfunktion[4]
- Senkung von Entzündungen[4]
- Entfernung von Bakterien, Pilzen, Viren aus der Raumluft[8]

Bei Verwendung eines Ionisators ist darauf zu achten, dass das Gerät kein Ozon erzeugt, weil dieses eine gesundheitsschädliche Wirkung hat!

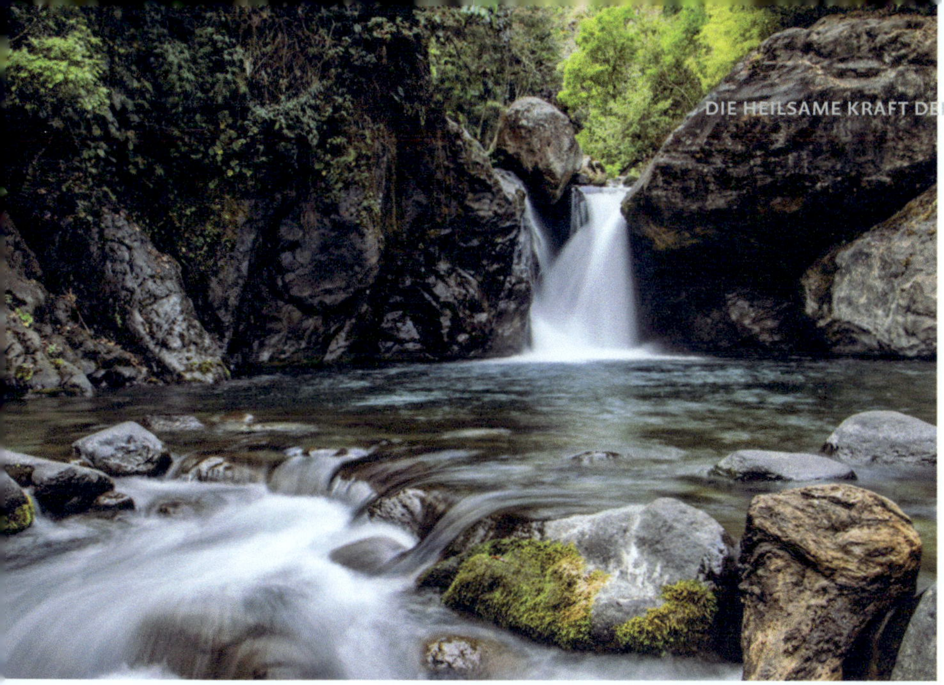

An Wasserfällen gibt es besonders viele negativ geladene Ionen.

Die Erdoberfläche enthält freie Elektronen

Durch Gewitter, die regelmäßig über die Erde wandern, enthält der Boden freie Elektronen, also negativ geladene Teilchen.[9] Seit unsere Vorfahren vor 2,5 Millionen Jahren die Bäume verlassen hatten, liefen Menschen barfuß über die Erde, schliefen auf ihr und bauten sich die ersten einfach Behausungen auf ihr. Die freien Elektronen der Erdoberfläche gelangten durch die Haut in den Körper und stellten ein natürliches Gleichgewicht her. Spätere Fußbekleidungen wurden aus Pflanzen und Tierhäuten hergestellt.

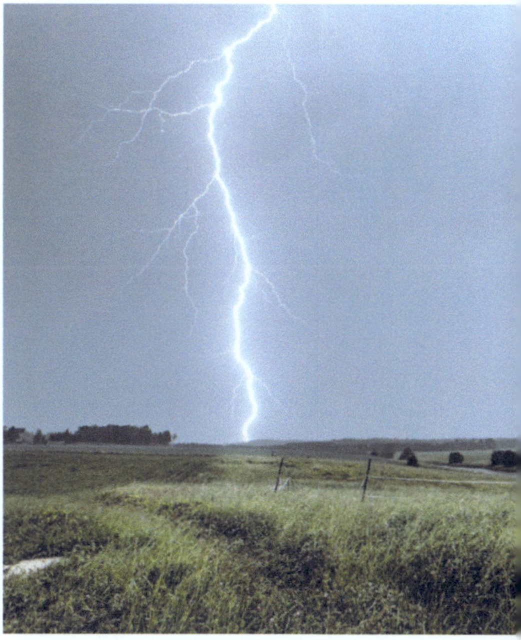

Durch Gewitter entstehen freie Elektronen auf der Erdoberfläche.

Der Mensch hat die Erdung verloren

In den 1960er-Jahren wurden die Ledersohlen von Schuhen durch elektrisch isolierende Gummi- oder Plastiksohlen ersetzt.[10] Auch Holz- und Kunststoffbeläge in Wohnungen und Teppiche aus synthetischen Materialien verhindern den Kontakt zu den freien Elektronen der Erde. Freie Radikale im Körper können nicht mehr neutralisiert werden, chronische Erkrankungen nehmen zu. Als ihre Ursache werden chronische Entzündungsvorgänge im Körper angesehen.[11]

„Erdung kann Ihr Leben verändern. Es ist eines der einfachsten und wichtigsten Dinge, die Sie für Ihre Gesundheit tun können, und vermutlich die einfachste Lebensstiländerung Ihres ganzen Lebens. Meine Botschaft ist sehr einfach: Erden Sie sich und bleiben Sie den Rest Ihres Lebens geerdet."[12]

Clint Ober,
Autor von „Earthing"

Wie kann der Kontakt zur Erde wiederhergestellt werden?

Die einfachste Möglichkeit sich zu erden ist barfuß zu gehen. Man kann sich auch auf eine Wiese legen oder in einem natürlichen Gewässer schwimmen.

In Innenräumen kann die Verbindung zu den ausgleichenden Elektronen durch leitende Drähte hergestellt werden. Diese werden entweder direkt mit einem in die Erde gesteckten Metallrohr oder mit geerdeten Elementen wie Wasser- bzw. Heizungsrohren oder Steckdosen verbunden. Die Verbindung zum Menschen kann direkt über an die Haut geklebte Elektroden erfolgen bzw. durch geerdete Teppiche, Matratzenauflagen (z.B. Sh-Erdungsauflage) oder Schreibtischunterlagen.

Die heilsame Wirkung freier Elektronen

Seit über 20 Jahren wird die Wirkung des Erdens („Earthing") intensiv beforscht. Das 2010 in Amerika erschienene Buch „Earthing – Heilendes Erden"[13] fasst die damaligen Erkenntnisse zusammen, die hier durch später erschienene Studien ergänzt wurden.

Die Verbindung mit der Erde

- lindert die Ursache von Entzündungen und verbessert oder beseitigt die Symptome zahlreicher entzündungsbedingter Krankheiten.
- verringert oder beseitigt chronische Schmerzen
- verbessert in den meisten Fällen den Schlaf
- erhöht das Energieniveau
- lindert Stress und fördert die Entspannung im Körper, indem es das Nervensystem und die Stresshormone beruhigt[12]
- reguliert die natürlichen Körperrhythmen
- verdünnt das Blut und verbessert Blutdruck und Blutfluss[12, 14, 15]
- lindert Muskelverspannungen und Kopfschmerzen
- bessert hormonelle Erkrankungen und Menstruationsbeschwerden
- beschleunigt die Wundheilung und hilft, Wundliegen zu verhindern[16]
- verringert oder beseitigt Jetlag
- beschleunigt die Regeneration nach intensiver sportlicher Betätigung
- steigert die Melatoninproduktion[12]

Barfußgehen erdet!

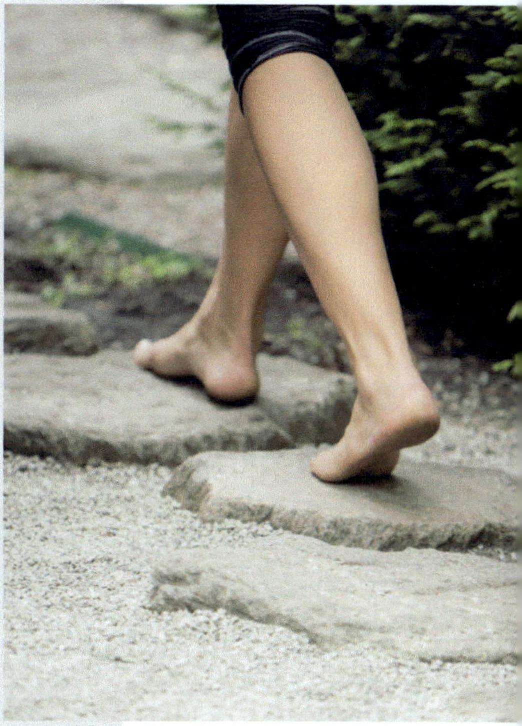

Schon 1963 sprach der Nobelpreisträge Richard Feynman in seinen Physikvorlesungen an der Berkeley Universität von der schützenden Wirkung der Erdung: „Wenn das elektrische Potenzial im Körper das gleiche ist wie auf der Erde, wird der Körper zu einem Teil des gigantischen elektrischen Systems der Erde. Das Potenzial der Erde wird zu einer Wirkkraft, die elektrische Felder vom Körper entfernt, wegdrückt oder verringert.“[17]

In Versuchen konnte gezeigt werden, dass das Nervensystem bei Erdung sofort mit Entspannung der Muskulatur reagiert.[18]

Geerdetes Schlafen kann chronische Schmerzen verringern.

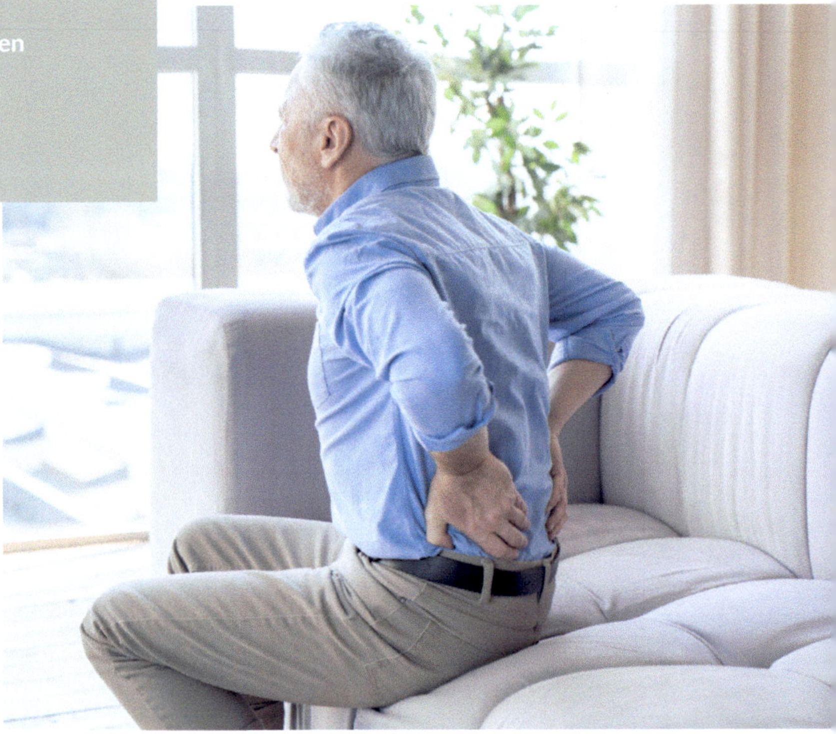

Positive Wirkung auf Schlaf und chronische Schmerzen

Besonders deutlich konnte die positive Wirkung des Erdens auf den Schlaf und auf chronische Schmerzen in einer Studie gezeigt werden.[19] Alle 60 Versuchspersonen litten an Schlafproblemen und chronischen Muskel- und Gelenksschmerzen. Die Teilnehmenden schliefen auf leitfähigen Matratzenauflagen, die bei der Hälfte der Personen über ein Erdungskabel mit einer Metallstange im Boden verbunden war. Bei der anderen Hälfte der Personen (Placebogruppe) war die Verbindung unterbrochen, es fand keine Erdung statt.

Folgende Ergebnisse konnten beobachtet werden:

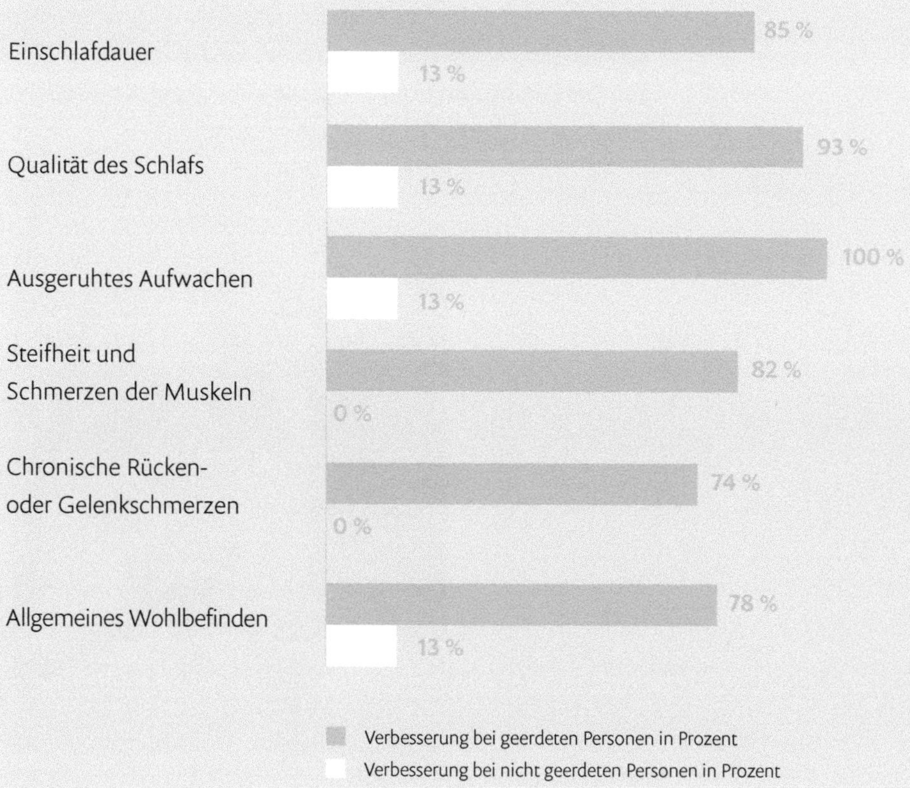

Normalisierung des Cortisolwerts

Ein Grund für die schlaffördernde, stressreduzierende und schmerzlindernde Wirkung des Erdens liegt in der Normalisierung der Cortisolwerte.[20] Das Stresshormon Cortisol schaltet das Nervensystem kurzfristig in den Flucht-oder-Angriff-Modus und stellt die benötigte Energie in Form von Glukose zur Verfügung. Im normalen Tag-Nacht-Rhythmus steigt die Konzentration im Blut am Morgen an und sinkt gegen 9 Uhr wieder langsam ab. Bei Schlafstörungen sind die Werte in der Nacht oft zu hoch und am Morgen zu gering – Betroffene können nicht gut schlafen und haben am Morgen zu wenig Energie. In einer Studie schliefen die Teilnehmenden 8 Wochen lang in ihrem eigenen Bett auf einer geerdeten Matratzenauflage. Die Cortisolwerte wurden regelmäßig gemessen. Die Kurven der einzelnen Teilnehmenden wiesen vor Beginn der Studie große Schwankungen auf, nach der Erdung verliefen alle Kurven ähnlich optimal. 11 der 12 Teilnehmenden konnten rascher einschlafen und alle 12 wachten in der Nacht seltener auf. Die Erdung wirkte auch günstig auf morgendliche Erschöpfung, Energie am Tag und nächtliche Schmerzen.

→ Erdung fördert die Muskelregenration nach dem Sport..

Außerdem berichteten einige Teilnehmende über deutliche Verbesserungen von:

- Atemwegsbeschwerden und Asthma
- rheumatoider Arthritis
- PMS
- Schlafapnoe
- Bluthochdruck

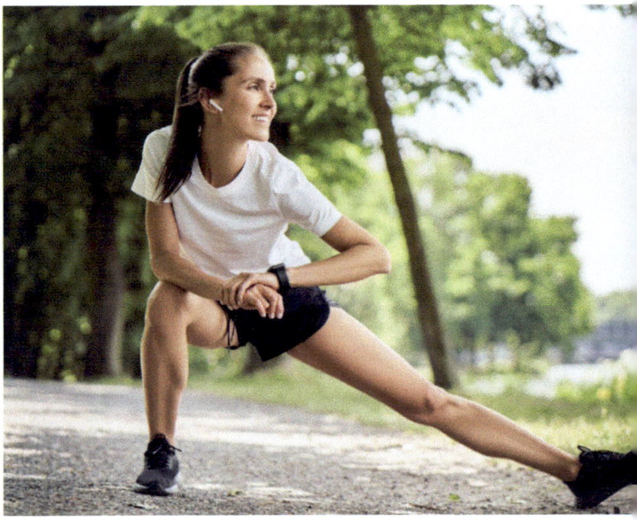

Steigerung des Melatoninspiegels

Eine Studie zeigte, dass der Melatoninspiegel nach sechswöchiger Erdung bei 8 von 12 Versuchspersonen (66%) anstieg.[21]

Steigerung der körperlichen Leistungsfähigkeit

Mehrere Studien befassen sich mit der Auswirkung von Erdung nach intensivem Training. Es kam zu einer deutlichen Senkung von Entzündungen, wie sie in Form von Muskelkater auftreten. Auch die Regenerationszeit war deutlich verkürzt.[22, 23, 24, 25]

Raschere Entspannung des Nervensystems

Ein Maß für die Stressreduktion ist die Herzratenvariabilität (HRV). Sie zeigt an, wie rasch der Körper vom sympathischen Nervensystem („Kampf oder Flucht") zum parasympathischen Nervensystem („Ruhe und Verdauung") wechseln kann. Mehrere Studien zeigen eine entsprechende Verbesserung der HRV und somit die verbesserte Fähigkeit, sich zu entspannen.[26, 27]

Besserung bei Diabetes

Erdung kann bei Personen mit Diabetes den Blutzuckerspiegel senken.[28]

> „Eins der besten Dinge, die man tun kann, um die Wahrscheinlichkeit für eine chronische Erkrankung zu senken, ist, zumindest einen Teil des Tages verbunden mit der Erde zu verbringen. Eine Möglichkeit ist, draußen barfuß zu gehen. Eine andere ist, eine erdende Auflage auf das Bett zu legen, und eine dritte, eine erdende Matte unter die Füße zu legen, wenn man am Schreibtisch sitzt. Das sind äußerst einfache Veränderungen im Lebensstil, die eine tiefgreifende Wirkung auf die Gesundheit haben."
>
> J. L. Oschman[29]

Die Sh-Erdungsauflage sorgt für einen geerdeten Schlaf. Sie besteht aus Schafwolle und Inoxfäden und wird über ein Kabel und einen Stecker mit der Hauserdung verbunden. www.sh-wohngesundheit.com

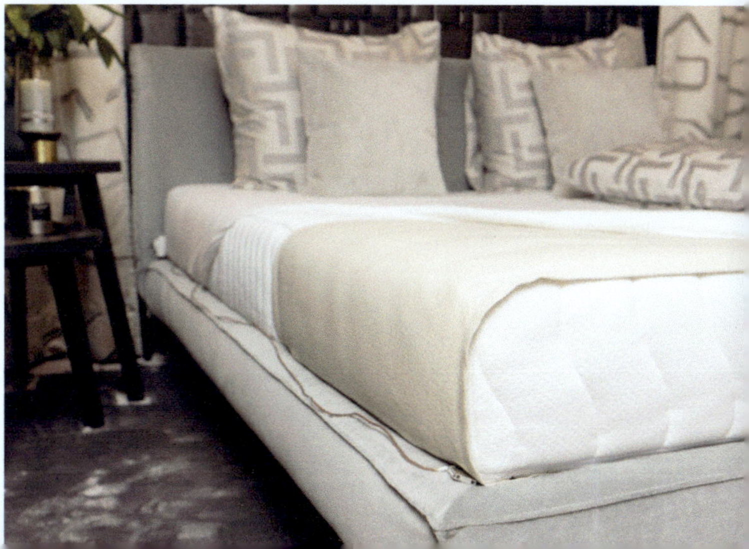

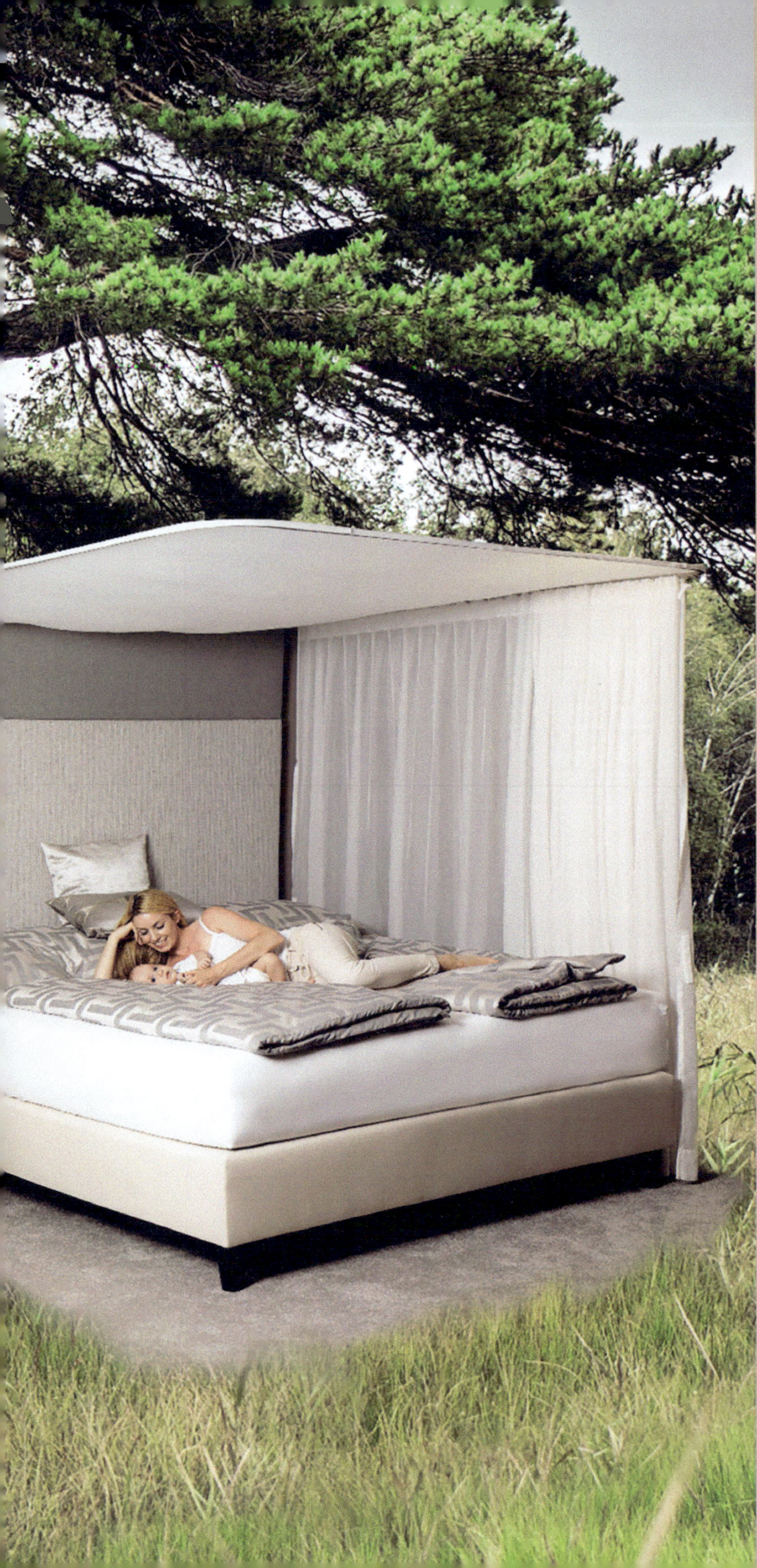

6

PATENTIERTE LÖSUNGEN FÜR *GESUNDEN SCHLAF*

Jahrzehntelange Forschung und Entwicklung haben in Kooperation mit europäischen Herstellern weltweite Innovationen hervorgebracht. Das Ziel: Eine gesundheitsfördernde Umgebung für Menschen in ihren Wohn-, Schlaf- und Arbeitsräumen.

Der patentierte Sh-Strahlenschutz-Teppich

Sie können Ihre eigenen Wohn-, Arbeits- und Schlafräume so ausstatten, dass möglichst wenig Elektrosmog entsteht. Auf fremde Wohnungen und Büros können Sie keinen Einfluss nehmen: Jeder WLAN-Router, jedes WLAN-gesteuerte Gerät und jedes Handy erzeugt hochfrequente elektromagnetische Wellen, die in Ihre Räume gelangen. Sie können jedoch Ihre Wände, Fenster und vor allem auch ihre Böden vor eindringenden Strahlen schützen*.

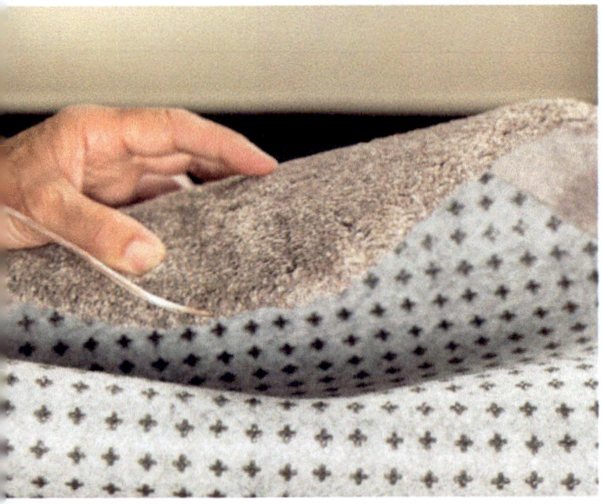

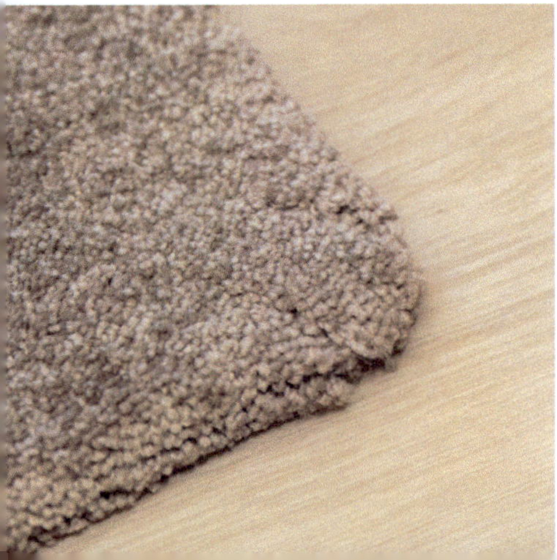

Der neu entwickelte und mittlerweile weltweit patentierte Strahlenschutzteppich schützt Ihre Gesundheit:

- Er dämpft die Dauerbestrahlung von WLAN und Funkwellen aus darunterliegenden Räumen.
- Er blockiert niederfrequente elektrische Wechselfelder, die aus darunterliegenden Bodenkonstruktionen hervorgerufen werden.
- Er senkt die Belastung mit Feinstaub, Radon-Zerfallsprodukten und Allergenen in der Atemluft, indem er die Teilchen anzieht und festhält.
- Er reduziert die Schallbelastung aus unteren Räumen.
- Die größtenteils natürlichen Materialien wurden auf ihre Gesundheitsverträglichkeit geprüft und sind frei von Schadstoffen.

* Mehr zum Schutz von Wänden, Decken, Fenstern und Türen erfahren Sie im Buch „Gesund leben trotz Strahlenflut“, auf der Homepage ernstschwarzhans.com oder bei einem persönlichen Beratungsgespräch.

Wie funktioniert der Sh-Strahlenschutz-Teppich?

Wird der Körper von elektrischen Feldern beeinflusst, kann dies zu Schlafproblemen, Erschöpfung und Konzentrationsstörungen führen. Der geerdete Sh-Strahlenschutz-Teppich leitet alle elektrischen Ladungen ab und schirmt elektrische Felder, die durch Stromleitungen und -kabel aus darunterliegenden Bodenkonstruktionen hervorgerufen werden.

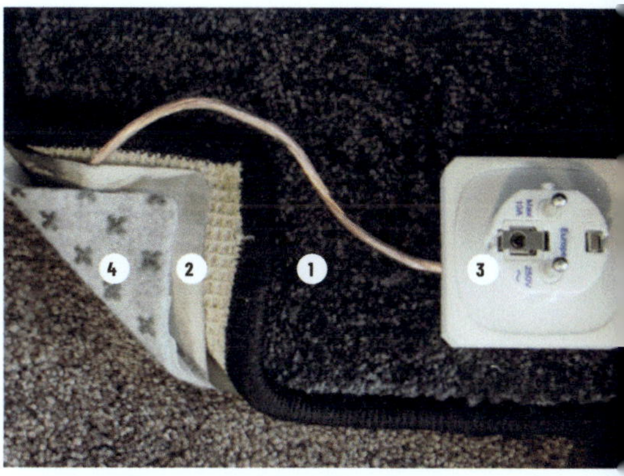

→ Aufbau des Sh-Strahlenschutz-Teppichs

Woraus besteht der Sh-Strahlenschutz-Teppich?

1. Obermaterial	Das Obermaterial besteht aus einer ökologisch nachhaltig produzierten Mischung aus pflanzlichen Bestandteilen und Polyamid.
2. Abschirmgewebe	Das Abschirmgewebe reflektiert Hochfrequenz-Strahlung.
3. Erdungsstecker	Der Sh-Strahlenschutz-Teppich wird mittels Spezialstecker über die Steckdose geerdet (dabei fließt kein Strom). Dies ist erforderlich, um alle genannten Abschirmfunktionen zu erfüllen.
4. Unterseite	Die rutschfeste Unterseite dient zur Trittsicherheit und fördert ein angenehmes Gehgefühl. Falls sich im Fußbodenbereich Stromleitungen befinden, die Magnetfelder hervorrufen, kann den Teppich mit Einlagen aus Abschirmfolien, die magnetische Wechselfelder abschirmen, ergänzt werden.

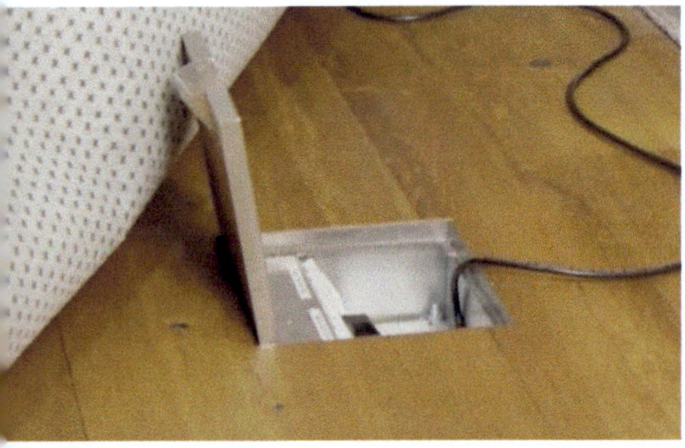

Unter Teppichen werden oft ungeschirmte Kabel geführt. Auch Deckenkabel aus unteren Räumen erzeugen elektrische Felder.

Messung und Expertenmeinung

Ein Experte zur Messung von elektromagnetischen Strahlen und Feldern ist Prof. DI Peter Pauli, Professor für Hochfrequenz, Mikrowellen und Radartechnik an der Universität der Bundeswehr München. Er beschäftigt sich seit Jahrzehnten mit elektromagnetischen Feldern und Wellen und mit dem Einfluss dieser Signale auf den menschlichen Körper.

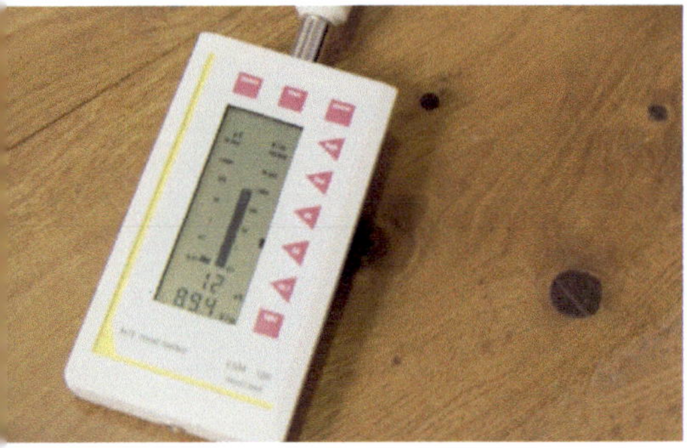

Die Messung des Kabels ergab eine Feldstärke von 892 V/m.

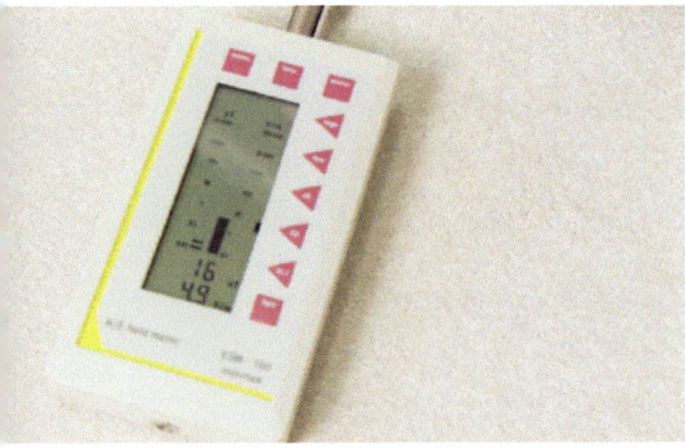

Die Messung an derselben Stelle über dem Teppich ergab eine Feldstärke von 4,9 V/m.

> **„Die Messung eines unter dem Teppich verlegten Kabels ergab eine elektrische Feldstärke von 892 V/m. Die Messung an derselben Stelle über dem geerdeten, schirmenden Teppich ergab nur 4,9 V/m. Das ist eine enorme Abschwächung des elektrischen Feldes. Sie dient dem effizienten Schutz der Personen, die sich oberhalb dieses Teppichs bewegen."**
>
> Prof. DI Peter Pauli

Das Video zur Messung der strahlungsdämpfenden Wirkung des Sh-Strahlenschutzteppichs finden Sie auf https://youtu.be/AR8kmtPqL50.

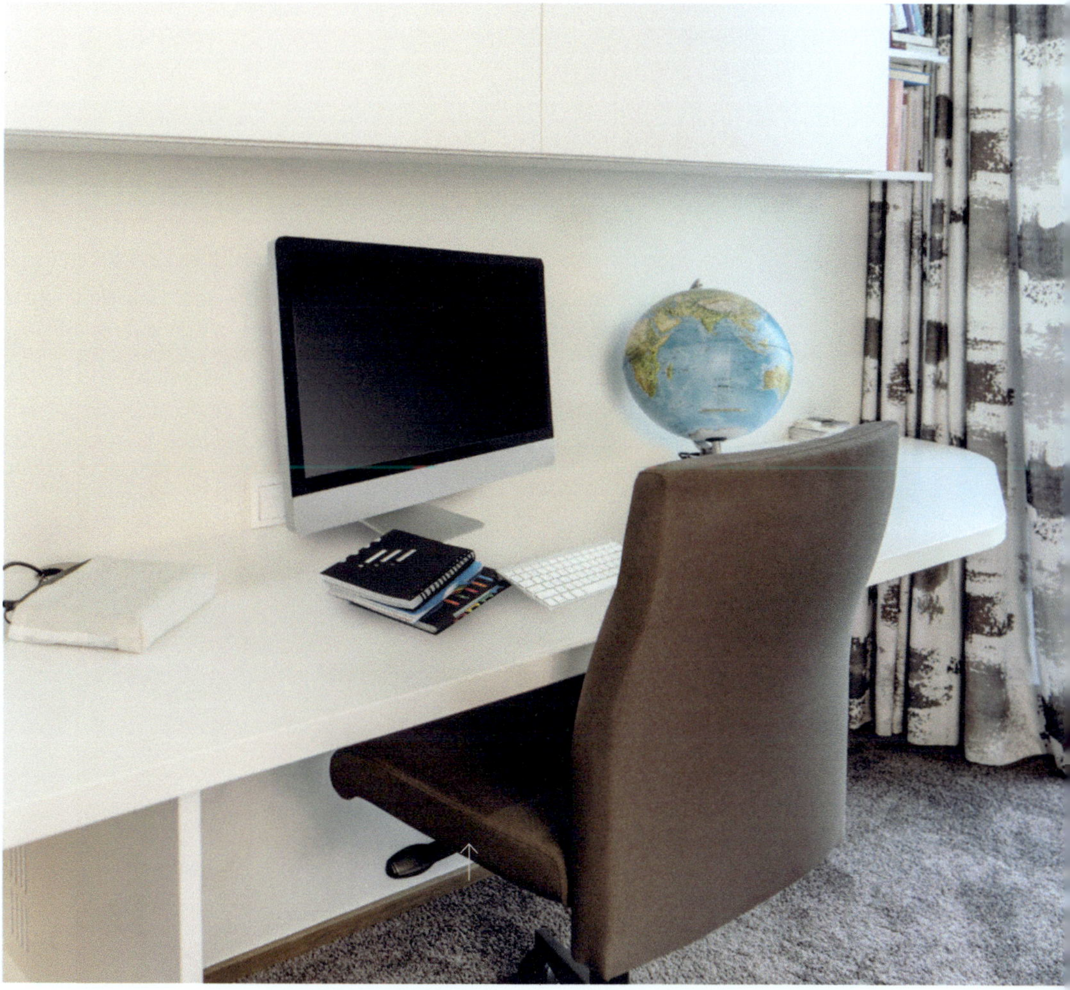

↑

Der Sh-Strahlenschutzteppich blockiert niederfrequente elektrische Felder aus darunter liegenden Stromkabeln oder Bodensteckdosen.

Das Sh-WLAN-Bag reduziert elektromagnetische Strahlen vom Router, ohne diesen in seiner Funktionsfähigkeit zu beeinflussen.

Felder und Wellen, die von oben kommen, können durch den Teppich verstärkt werden. Daher ist die Zusammenarbeit mit einem professionellen Messtechniker sinnvoll. Dieser kann Maßnahmen zu deren Abschirmung bzw. Dämpfung anregen.

Feinstaub

Der geerdete Sh-Strahlenschutzteppich bindet Feinstaub. Tagsüber gelangt Feinstaub von draußen durch offene Fenster und Türen in Wohn-, Arbeits- und Schlafräume. Zusätzlich entsteht Feinstaub durch Materialabrieb (Kleidung, Polstermöbel, gepolsterte Sitzflächen etc.), durch Hautschüppchen/Haare von Personen und Haustieren und durch elektronische Geräte (z. B. Kopierer, Drucker). Feinstaub sinkt zu Boden – auf glatten Böden wird er wieder aufgewirbelt. Feinstaub, der sich im Teppich festgesetzt hat, kann mit einen Staubsauger mit HEPA-Filter (siehe Seite 44) abgesaugt werden.

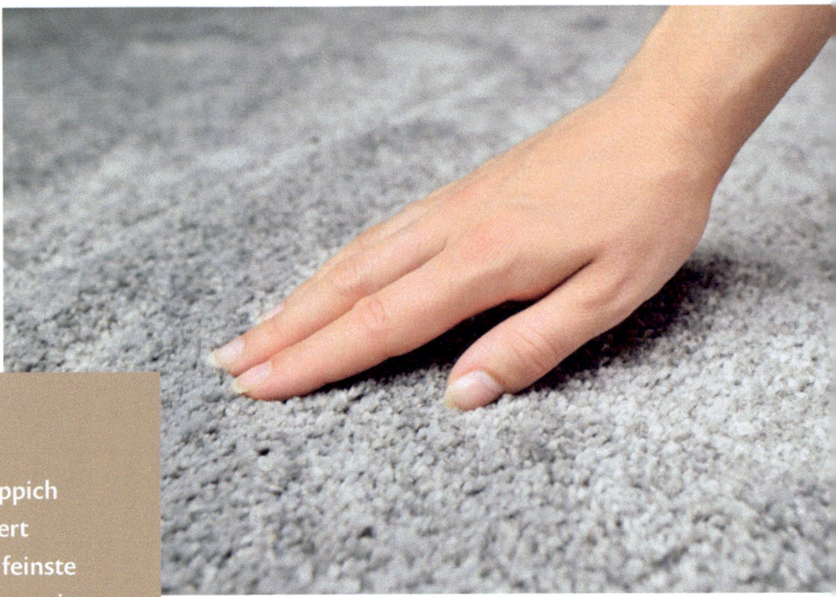

Der Sh-Strahlenschutz-Teppich (siehe Seite 66) neutralisiert freie Radikale und bindet feinste Staubpartikel. Diese können mit einem Staubsauger mit HEPA-Filter gesaugt werden.

Minimierung der Radonbelastung

In einer radonbelasteten Umgebung können sich die radioaktiven Zerfallsprodukte von Radon an vorhandene Feinstaubpartikel anlagern.[1] Durch die staubbindenden Eigenschaften des Sh-Strahlenschutz-Teppichs kann die Belastung von radioaktiven Teilchen in der Atemluft reduziert und somit das dadurch verursachte Lungenkrebsrisiko minimiert werden.

Reduktion von gesundheitsschädigenden Keimen in der Luft

Menschen setzen über die Haut und die Atmung pro Stunde 1 Million Keime frei.[2] Keime werden mit den lungengängigen kleinsten Partikeln beim Einatmen bis zu den Lungenbläschen transportiert, von wo sie in die Blutbahn gelangen. Sie schwächen das Immunsystem oder lösen Erkrankungen aus.

Frau DI Gabriele Ettenberger-Bornberg belegt in einem Prüfbericht[3] des Österreichischen Forschungsinstituts (OFI Technologie und Innovation GesmbH) unter anderem, dass die Keimzahl über dem Sh-Strahlenschutzteppich deutlich sinkt, sobald er mit dem Spezialstecker geerdet wird.

Erdungsstecker mit dem Erdungskabel

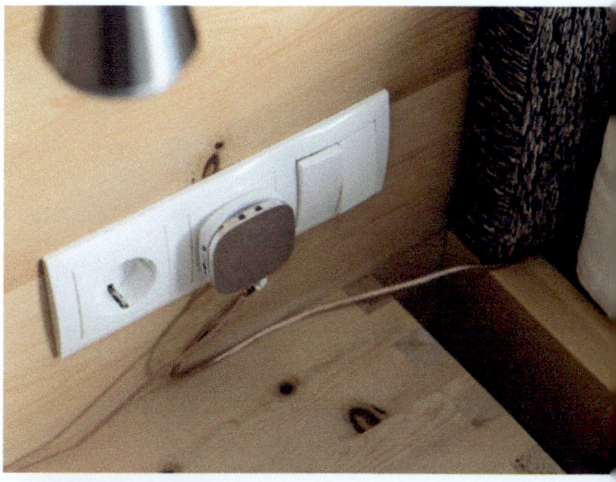

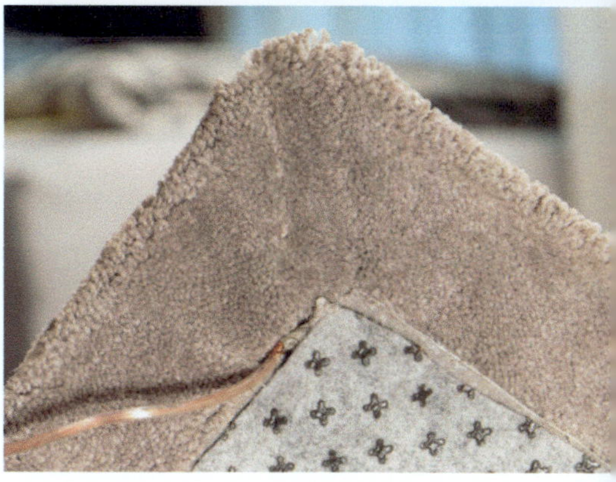

Das patentierte Sh-Strahlenschutz-Schlafsystem

Auf der Suche nach einer Möglichkeit, die Schlafqualität deutlich zu verbessern, wurde das Sh-Strahlenschutzbett entwickelt.

Ein faradayscher Käfig oder Faraday-Käfig besteht aus einem elektrisch leitfähigen Material (z. B. Metallfolie oder metallhaltiges Gewebe) und ist rundum geschlossen. Wenn elektromagnetische Strahlen oder elektrische Felder an diese Konstruktion gelangen, werden sie abgeleitet bzw. reflektiert. Eine Person, die sich in diesem Faraday-Käfig befindet, ist also vor externen niederfrequenten elektrischen Wechselfeldern und äußeren Funksignalen geschützt. Auch ein Auto ist ein faradayscher Käfig: In einem Gewitter sind Sie im Auto vor einem Blitzschlag sicher, denn die elektrische Ladung des Blitzes wird über die Karosserie abgeleitet.

Das Sh-Strahlenschutz-Schlafsystem besteht aus folgenden Teilen:

Der **Betthimmel** (1) aus Strahlenschutzgewebe ist über ein elektrisch leitendes Schienensystem mit den **seitlichen Gardinen** (2) so verbunden, dass niederfrequente elektrische Wechselfelder abgeleitet und auftreffende Wellen reflektiert werden.

Auch die **Rückwand** (3) ist mit den Gardinen verbunden. Sie leitet elektromagnetische Wechselfelder ab. Funkstrahlen, die von hinten auftreffen, werden reflektiert und Funkstrahlen, die von vorne auftreten, werden geschluckt.

Der **Teppich** (4) schirmt elektrische Wechselfelder und Funkstrahlen aus darunterliegenden Räumen ab. Über ein **Erdungskabel** (5) werden die elektrischen Felder durch die Steckdose über die Haus-erdung abgeleitet. So sind Personen von allen Seiten vor Elektrosmog geschützt. Dadurch fällt das Einschlafen leicht und der Schlaf ist erholsam und tief. Körper, Geist und Seele können sich entspannen und regenerieren. Die Selbstheilungskräfte werden gestärkt. Das Bettsystem dämpft auch Geräusche und senkt somit etwaigen Stress durch Lärm.

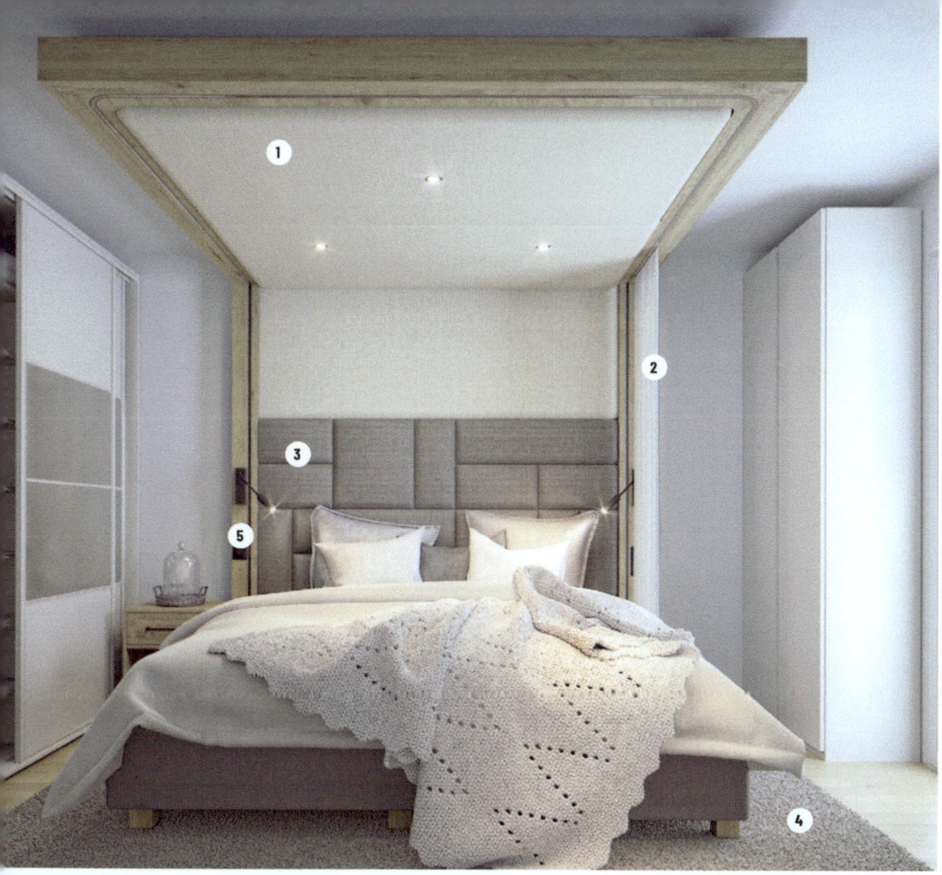

Schlafsystem mit
6-seitiger Schirmung

Einzigartige Materialien

Viele der verwendeten Materialien, wie z. B. der einzigartig verwebte Teppich oder die Strahlenschutz-Gardine aus Naturfasern, wurden – teilweise in Kooperation mit Partnerbetrieben – extra entwickelt. Die meisten dieser Materialien sind auf dem allgemeinen Markt nicht erhältlich und wurden international patentiert.

Beispielfür das
Sh-Strahlenschutzbett

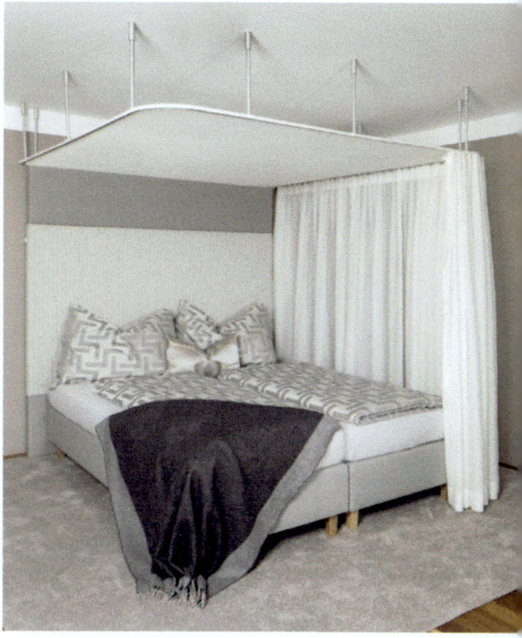

Auch bei offenem Vorhang geschützt

Die Strahlenschutzvorhänge des geschirmten Bettes sind sehr luftig und durchlässig. Es gibt vielleicht trotzdem Menschen, die nicht bei ganz geschlossenen Vorhängen schlafen möchten. Aus dem Grund wird bei jeder Neuinstallation eines Bettes vorher gemessen, aus welchen Richtungen im Schlafraum möglicherweise keine Strahlungen nachweisbar sind. Dann sieht man, ob auf einer Seite der Vorhang offen bleiben kann und die anderen drei Seiten völlig zur Abschirmung ausreichen, um ungestört schlafen zu können.

„

Das Bett sieht fantastisch aus und ich habe immer das Gefühl, in einem Luxushotel zu sein, wenn ich am Abend schlafen gehe. Die Matratze ist wunderweich, man macht den Vorhang zu, aber es ist total luftig. Ich hatte befürchtet, dass sich die Wärme staut, aber das ist überhaupt nicht der Fall. Es ist sehr angenehm.“

Frau Sturmvoll,
eine glückliche Kundin

Eine strahlenschluckende Rückwand

Die patentierte Rückwand wurde so entwickelt, dass sie elektrische Wechselfelder durch die Erdung ableitet und hochfrequente Strahlung, die von hinten auf sie auftrifft, an ihrer Rückseite reflektiert. Das Besondere an dieser Rückwand ist, dass sie Funkstrahlung (WLAN, Mobilfunk, Radio, TV), die im Bettinneren auftritt, nicht reflektiert, sondern schluckt (absorbiert).

Erstaunlich kuschelig

Wer bei einem faradayschen Käfig an ein Gerüst mit Metallplatten und -drähten denkt, reagiert beim Anblick des Sh-Strahlenschutzbettes überrascht: Die patentierte, gepolsterte Rückwand ist kuschelig, der Bettrahmen ist nach den Wünschen der Kundinnen und Kunden passend zu ihrem Schlafzimmer gestaltet, ebenso wie der Betthimmel, von dem ein luftiger Vorhang hängt, der sich ganz leicht auf- und zuschieben lässt.

Gesunder Schlaf für Allergiker

Das geerdete Bettsystem reduziert durch den Betthimmel und die seitlichen Vorhänge Feinstaub und Keime in der Luft. Daher können sich auch die Atemwege entspannen.

Regeneration und mehr Energie

Die Verwendung von hochwertigen Bettwaren mit der Celliant-Technologie (mineralisierte Fasern, die Körperwärme in Infrarot-Energie umwandeln) führt zu einer Weitung der Blutgefäße und dadurch zu einer verbesserten Durchblutung und Sauerstoffversorgung der Zellen während des Schlafes. Dadurch kann der Tiefschlafanteil nachweislich verlängert und die körperliche Erholung deutlich optimiert werden.[4]

↓

Beispiel eines Kinderbetts

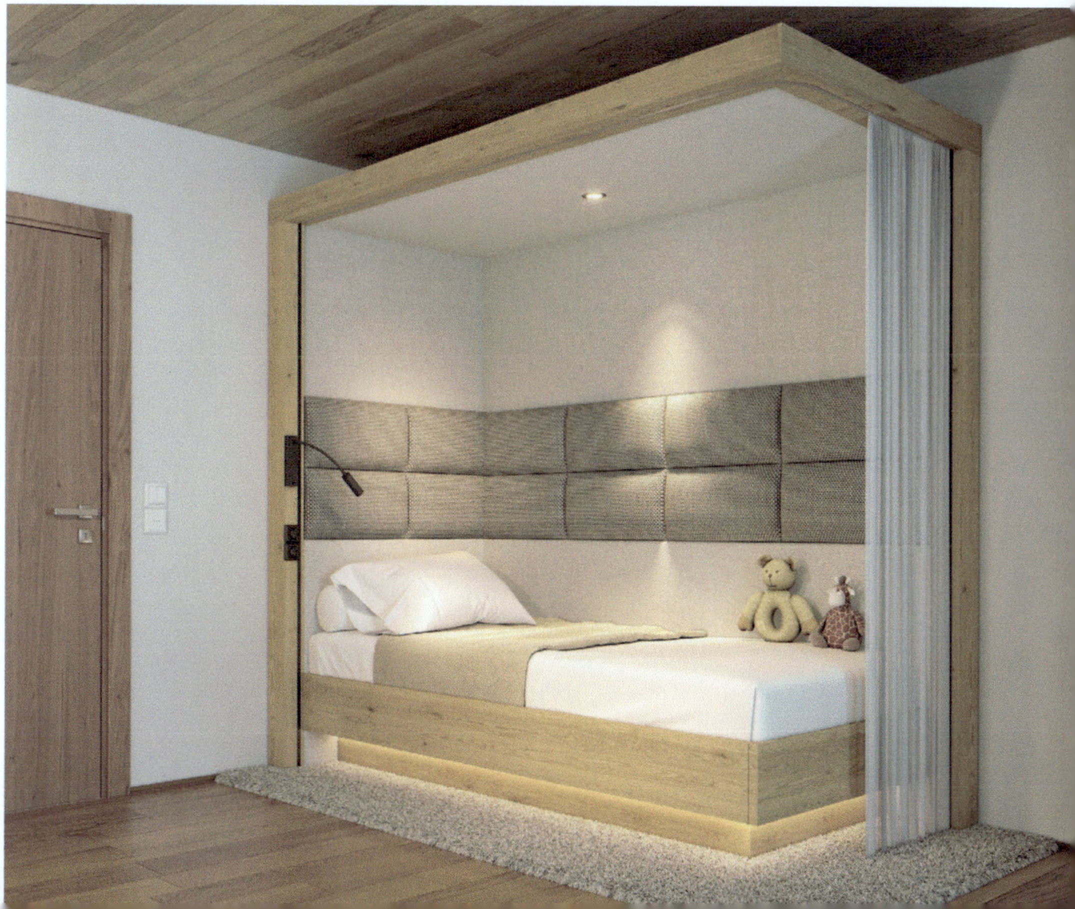

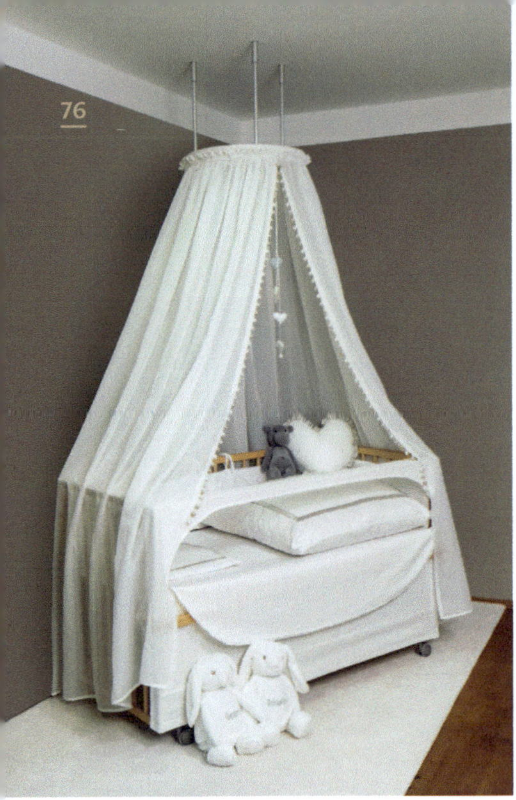

Die Strahlenschutzbetten für die Kleinsten sorgen für erholsame Nächte und die gesunde Entwicklung von Körper und Seele.

Gesunder Schlaf für die Kleinsten

Der Körper von Kindern entwickelt sich erst, die Schädelknochen sind noch durch Knorpelgewebe verbunden. Erst im Alter von eineinhalb Jahren ist die Schädeldecke vollständig geschlossen, aber immer noch dünner als die Schädelknochen von Erwachsenen. Funkstrahlen gelangen daher in viel stärkerem Ausmaß in das Gehirn von Kindern und beeinflussen dessen Entwicklung.

Geprüfter Strahlenschutz

Jeder Bestandteil des patentierten Bettsystems nach Faraday wurde von unabhängigen Experten geprüft und bewertet. Die Filme zu den verschiedenen Tests können Sie auf der Homepage www.ernstschwarzhans.com sehen.

Ernst Schwarzhans (links) und Prof. DI Peter Pauli bei der Messung der Funksignale außerhalb eines Bettes.

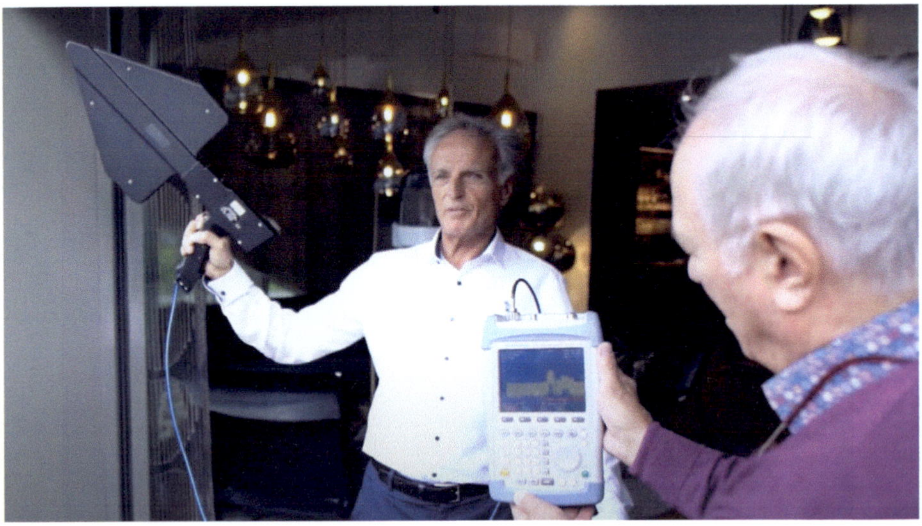

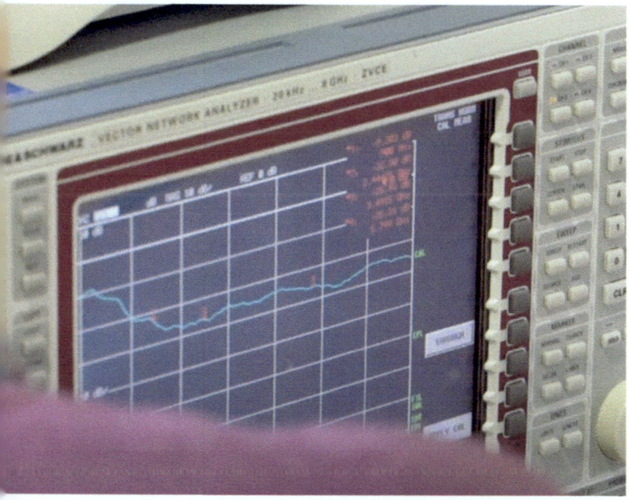

„Eine Person, die sich innerhalb des Bettes aufhält, wird extrem gut geschützt vor den äußeren Einstrahlungen, die in jedem Wohnbereich, in jedem Büro, in jedem Gebäude auftreten können."

Prof. DI Peter Pauli

Das Video zur Messung der strahlungsdämpfenden Wirkung finden Sie auf https://youtu.be/SCfJp4LtBLI

Prof. DI Peter Pauli, Professor für Hochfrequenz-, Mikrowellen- und Radartechnik an der Universität der Bundeswehr München, hat durch spezielle Messungen am Strahlenschutzbett folgende Eigenschaften bestätigt:

- Die magnetische Flussdichte des Erdmagnetfeldes von etwa 50 µT (Mikrotesla) wird nicht abgeschirmt. Das war bei der Auswahl der Materialien beabsichtigt, da das Erdmagnetfeld eine förderliche Wirkung auf den menschlichen Organismus und dessen Regeneration hat.
- Elektrische Felder, die durch die Hausstromversorgung bei 50 Hz verursacht werden, werden im Bett um den Faktor 1:10 000 gedämpft
- Funksignale im Frequenzbereich von 900 MHz bis 8 Gigahertz werden bei rundum geschlossenen Vorhängen um den Faktor 1:1000 gedämpft. Eine Seite des Vorhangs kann sogar geöffnet bleiben, wenn in dieser Richtung kein Sendemast oder WLAN-Router vorhanden ist. Dann gelangt ein geringerer Teil der elektromagnetischen Wellen ins Bettinnere.
- Die einzigartige, patentierte Bettrückwand schluckt einen Teil der von elektronischen Geräten (Smartphones, Tablets, Laptops, Radios etc.) ausgesendeten Wellen.

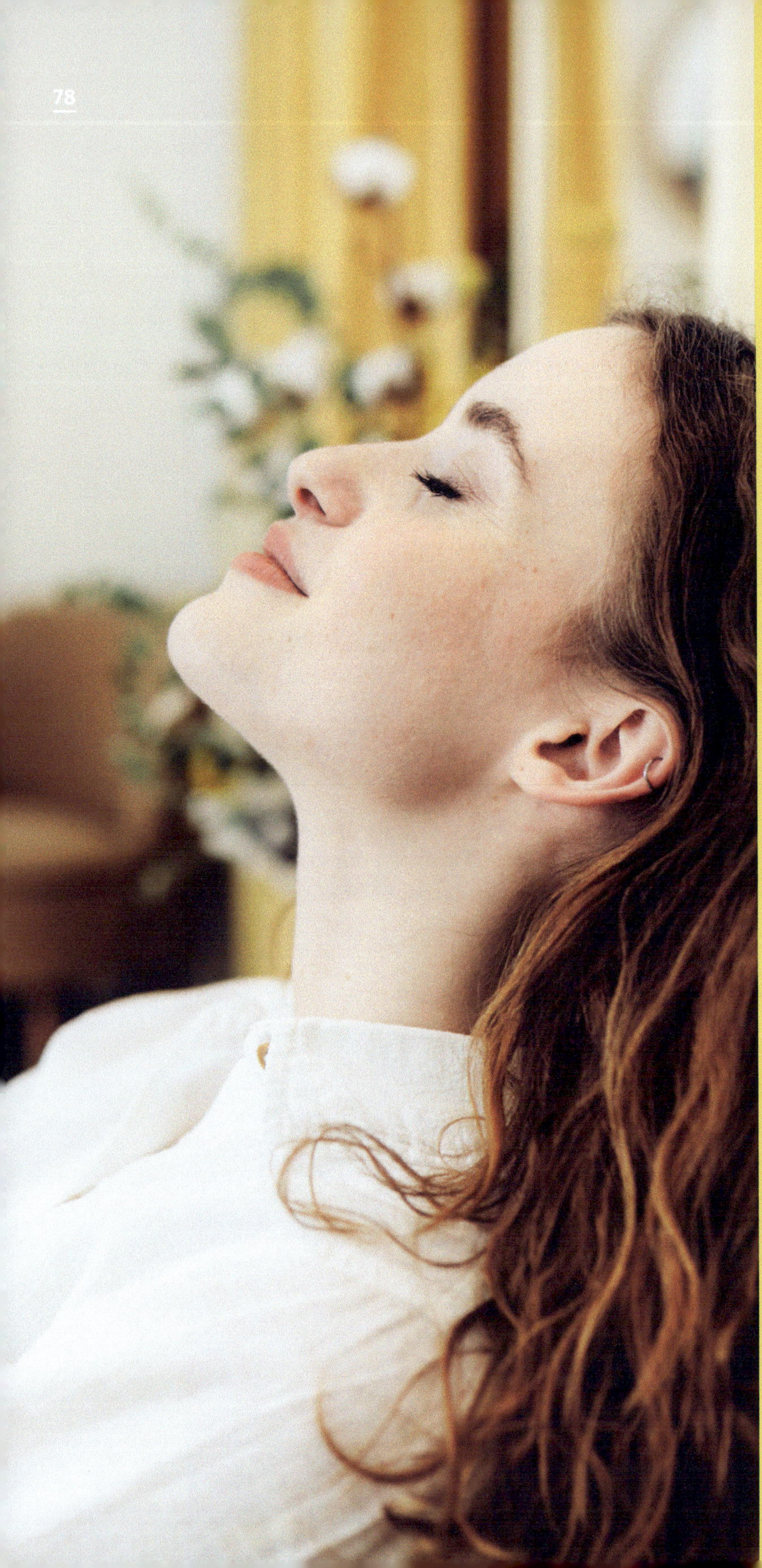

7

ERFOLGS-
GESCHICHTEN

Ärzte, Wissenschaftler und Kundinnen und Kunden belegen die positive Wirkung des Sh-Strahlenschutzbettes auf die Gesundheit.

Erfolgsgeschichten

Das Sh-Strahlenschutzbett wird genau nach den Wünschen der Kundinnen und Kunden gestaltet, sieht schön aus und ist sehr kuschelig. Das genügt unseren Ansprüchen nicht! Wir haben die Wirksamkeit auf die Gesundheit durch Experten testen lassen – die Ergebnisse sprechen für sich …

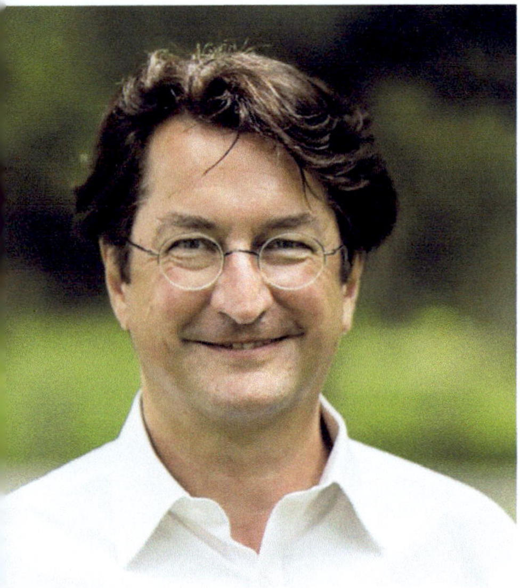

Dr. Peter Hauschild,
Vorstand des Instituts für Salutologie:

Salutologie ist die Lehre von der Gesundheit. Im Institut für Salutologie erfassen wir die seelischen und körperlichen Merkmale eines Menschen in Bezug auf seine Gesundheit. Dazu haben wir neue Messmethoden entwickelt, die frühzeitig Abweichungen vom Gesundheitszustand erkennen lassen. Je früher man diese feststellen kann, umso leichter ist es, über Interventionen den Gesundheitszustand aufrechtzuerhalten.

In unserem Institut verfolgen wir das Ziel, Produkte für Wohngesundheit zu entwickeln, zu produzieren und aufgrund der gesundheitsfördernden Eigenschaften zu zertifizieren. Ernst Schwarzhans hat die Möglichkeit, Produkte wie Vorhänge, Bettsysteme oder Teppiche so zu gestalten, dass ihre Eigenschaften den Menschen ein gesundes Wohnen, Schlafen und Arbeiten ermöglichen.

Wir haben eine Analyse zum faradayschen Bettsystem von Ernst Schwarzhans gemacht.

In dieser Untersuchung haben 35 Personen das Sh-Strahlenschutzbett 6 Monate lang genutzt. Messungen vor und nach dieser Nutzung haben körperliche, aber auch seelische Verbesserungen gezeigt. Die Abschirmung elektromagnetischer Felder und Wellen haben dazu geführt, dass sich die Regulationsfähigkeit des autonomen Nervensystems und die Erholungsfähigkeit deutlich verbessert haben. Das autonome Nervensystem ist das zentrale Steuerungssystem des menschlichen Körpers. Auch die Blutwerte haben sich verbessert. Die Personen selbst haben über sehr positive Erfahrungen durch die Nutzung dieses faradayschen Bettsystems berichtet.

„Als Ergebnis der Analyse können wir feststellen, dass das faradaysche Bettsystem zu einer Optimierung der Selbstheilungskräfte führt. Darüber hinaus ist die verbesserte Erholungsfähigkeit eine grundsätzliche Basis für eine Stärkung der Leistungsfähigkeit, der Vitalität und der Gesundheit des Menschen.

Dr. Peter Hauschild

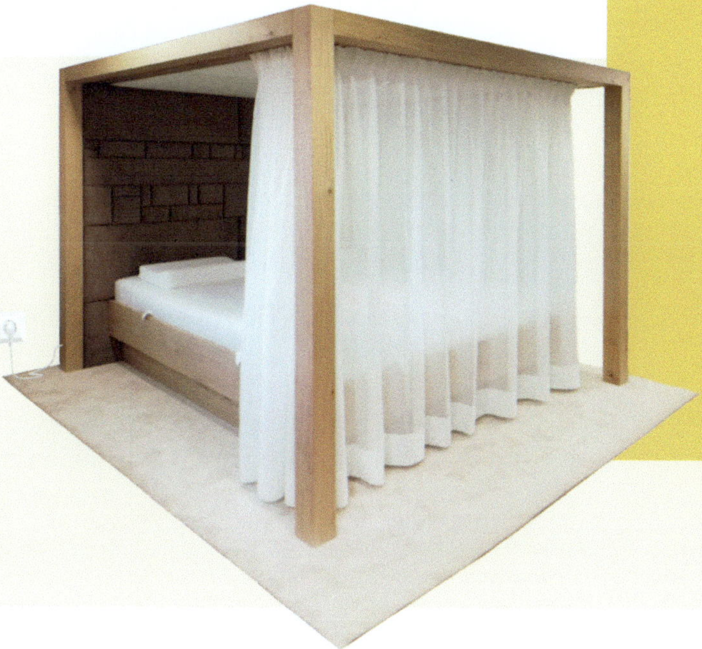

Stress als Krankheitsfaktor

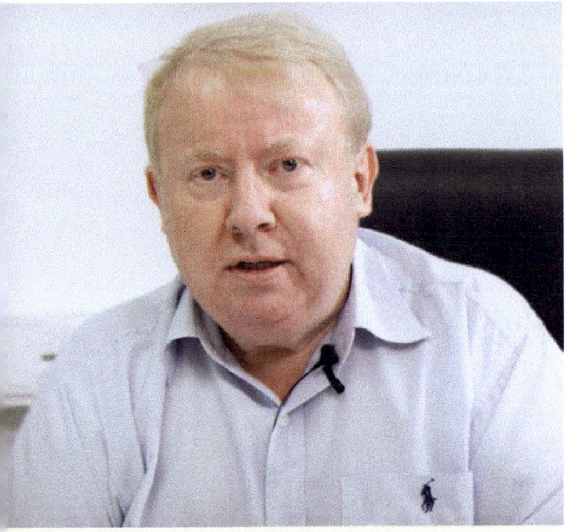

Dr. Frank Daudert, Praktischer Arzt für biologische Krebsmedizin in Bad Aibling und ehem. Gastprofessor an der Universität in Moskau:

Ich arbeite seit 25 Jahren als Arzt und interessiere mich für Krebs und chronisch kranke Menschen. Ich beschäftige mich vor allem mit der Frage: Was sind die Ursachen dieser Erkrankungen und wie kann man in das Ursachengeflecht einwirken und damit Krankheiten vermeiden oder Krankheitsbilder verbessern?

Ich habe frühzeitig festgestellt, dass massiver Stress, den viele Patient*innen haben, das Immunsystem und die körperlichen Reparatursysteme schwächt. Das Immunsystem ist wichtig zum Erkennen und Inaktivieren von Krankheitserregern (Viren, Bakterien, Pilze, Parasiten etc.), weiterhin zum Erkennen und Abtöten von virusinfizierten Körperzellen und auch für das Erkennen und Abtöten von Krebszellen.

Für ein gut funktionierendes Immunsystem ist es wichtig, dass der Körper in einem ausgeglichenen vegetativen System arbeitet (Balance zwischen Sympathikus und Parasympathikus). Leider unterliegen die meisten Menschen, vor allem die Berufstätigen, einem permanenten Dauerstress. Die Arbeitsdichte wird immer größer, dazu kommt oftmals familiärer Stress. Durch Überlastung entsteht eine Dysbalance des vegetativen Nervensystems, es findet keine Entspannung mehr statt. Über die Messung der Herzratenvariabilität (siehe Seite 63) kann man diese Störung genauestens diagnostizieren

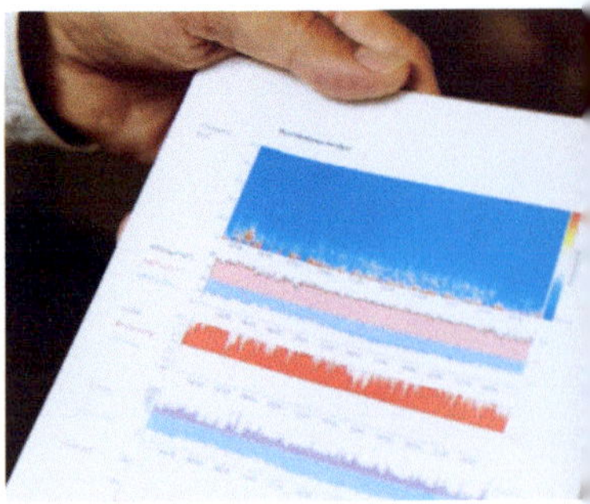

Die Messung der Herzratenvariabilität zeigt den Zustand des vegetativen Nervensystems.

Tiefschlaf ist essenziell für die Gesundheit

Immer deutlicher wird, dass die Regeneration des Immunsystems, aber auch des vegetativen Nervensystems ausschließlich in der Tiefschlafphase erfolgt. Die enorme Wichtigkeit eines gesunden Schlafes wurde über Jahrzehnte unterschätzt. Mehr als 30% meiner Patient*innen und berichten über wiederkehrende oder dauerhafte Schlafstörungen.

Auslöser für Schlafstörungen

Zu den Auslösern zählen auch elektromagnetische Felder und Wellen, die nachts die Regeneration des Immunsystems und aller anderen Systeme verhindern.

Das hat zur Folge, dass sich viele Patient*innen morgens beim Aufstehen bereits energielos fühlen. Sie schleppen sich durch den harten Arbeitstag, kommen nach Hause und können dann die einfachsten Tätigkeiten kaum mehr ausführen. Trotz enormer Müdigkeit wird der Schlaf immer wieder unterbrochen, sodass keine ausreichende Regeneration stattfinden kann. Wegen der vegetativen Dysbalance wird weniger Serotonin (Glückshormon) gebildet und in Folge auch weniger Melatonin (Schlafhormon). Diese Spirale kann das Immunsystem zusätzlich schwächen und zu einer Erschöpfung der Nebennierenrinde (erhöhte Entzündungsbereitschaft) führen. Auch alle Krankheitsbilder, die mit einer Schwäche des Immunsystems einhergehen (Autoimmunerkrankungen wie Rheuma, Hashimoto-Schilddrüsenerkrankung, Multiple Sklerose, Fibromyalgie, Krebs etc.) können ausgelöst oder verstärkt werden.

> **In unserer modernen Welt ist es fast unmöglich, sich dieser elektromagnetischen Störfelder und Wellen zu entziehen. Ich bin sehr dankbar, dass Ernst Schwarzhans sich seit Jahrzehnten dieser Problematik annimmt und nun ein geschirmtes Schlafsystem entwickelt hat.**
>
> Dr. Frank Daudert

Wissenschaftlich bewiesen: Geschirmte Schlafsysteme fördern die Gesundheit

Durch die Abschirmung ist es wieder möglich, dass die Patient*innen ruhig schlafen können und Kraft und Energie für den nächsten Tag haben. Auch das Immunsystem kann sich in der Nacht regenerieren. In einer seit zwei Jahren laufenden Beobachtungsstudie gehen wir der Hypothese nach, dass eine nächtliche Abschirmung von elektromagnetischen Feldern und Wellen zu einer Verbesserung der Schlafsituation führt und so auch das körpereigene Immunsystem stärkt.

»

Ich kann dem genialen Entwickler Ernst Schwarzhans nur danken für seinen übergroßen wissenschaftlichen Eifer, verschiedene medizinische Disziplinen zusammenzuführen und dieses erfolgreiche System zu entwickeln. Ich wünsche ihm und den vielen Menschen, die davon profitieren, besten Gesundheits-Input!

Dr. Frank Daudert

Wir messen bei Patient*innen, die das faradaysche Bettsystem verwenden, regelmäßig verschiedene Blutwerte und die Regenerationsfähigkeit des autonomen Nervensystems (erkennbar an der Herzratenvariabilität).

Die Daten bei über 30 Patient*innen zeigen eindrucksvoll, dass das von Ernst Schwarzhans entwickelte Faraday-Bettsystem bzw. Raumabschirmung bei über ¾ der Personen zu einer deutlichen Verbesserung der für das Immunsystem verantwortlichen Zellen führte und zu einer Verbesserung der Krebsabwehr. Sie können wesentlich besser schlafen und das vegetative Nervensystems ist viel stabiler.

Stabiles Immunsystem

Ich habe aus meinen Patient*innen nach dem Zufallsprinzip Personen ausgewählt, die nicht in geschirmten Betten oder Räumen schlafen. Bei ihnen wird das Immunsystem vom Sommer zum Winter hin zunehmend schwächer. Bei den Personen mit dem Faraday-System bleibt die Immunitätslage oftmals gleich, bei einigen Personen kam es sogar zu einem Anstieg der Immunität vom Sommer zum Winter, was äußerst ungewöhnlich ist.

Ebenfalls beeindruckend ist die Aussage von über 80% der strahlungsgeschützten Personen, dass sich die Krankheitstage signifikant verringert haben.

Die Abschirmung hat einen sehr positiven Effekt, der sich wahrscheinlich über die Jahre noch vergrößern wird. Bei einem besser funktionierenden Immunsystem ist langfristig mit einer Abnahme von Autoimmunerkrankungen und Krebs zu rechnen. Über die Stabilisierung des vegetativen Nervensystems werden vermutlich auch Krankheitsbilder wie Depressionen, Chronic Fatigue Syndrom, Reizdarm, Restless Legs Syndrom etc. zurückgehen. Durch eine längerfristige Datenerfassungen über 10 – 20 Jahre wird erkennbar sein, ob neben den Erkrankungen des Immunsystems auch Herz-Kreislauferkrankungen wie Herzinfarkt oder Schlaganfall zurückgehen werden, die oft die Folge einer Dysbalance des vegetativen Nervensystems sind.

> **Aus dem medizinischen Blickwinkel sind die Faraday-Systeme eine geeignete Methode zur Gesunderhaltung und Krankheitsvermeidung, frei nach dem Motto: Die beste Krankheit ist die, die man nicht bekommt.**
>
> Dr. Frank Daudert

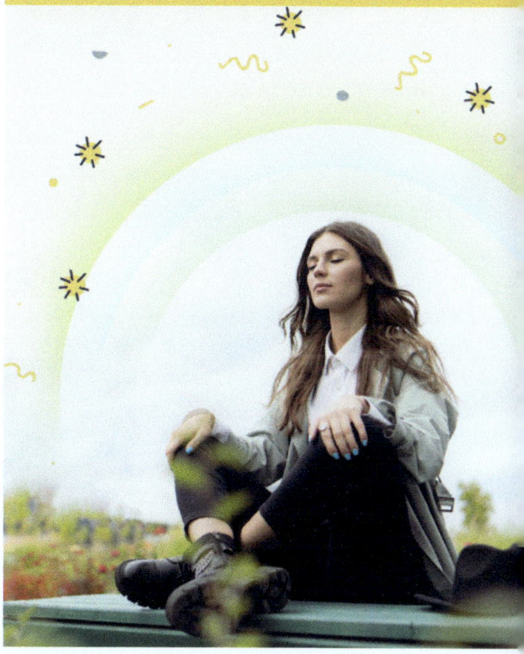

Strahlungsgeschützte Personen haben ein stärkeres Immunsystem.

Ernährungsmedizin & Myoreflextherapie für einen guten Schlaf

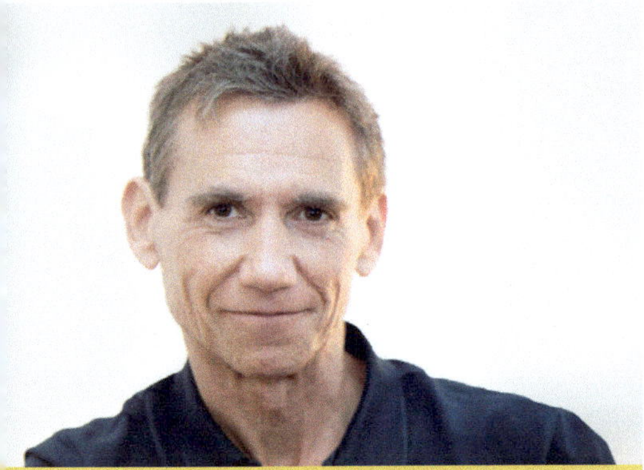

Dr. med. Kurt Mosetter
Leiter des Zentrums für interdisziplinäre Therapien

Zu seinen Schwerpunkten gehören Schmerztherapie, Ernährungsmedizin sowie Prävention im Profisport. Er ist der Begründer der Myoreflextherapie und des Dr. Mosetter Prinzips.

Immer mehr Menschen schlafen schlecht. Zu wenig Schlaf, schlechter Schlaf, ein gestörter Schlafrhythmus und Schlafstörungen sind schwerwiegende Ursachen für Stoffwechselerkrankungen, Diabetes, Herz-Kreislauferkrankungen, Erkrankungen des Nervensystems, chronische Schmerzsyndrome, Depression und Autoimmunerkrankungen. Ein guter Schlaf bietet eine hervorragende Vorbeugung gegen Alzheimer, Parkinson, Bluthochdruck, Herzinfarkt, Schlaganfall und vieles mehr.

Schlaf ist die Urquelle des Immunsystems

Innerhalb verschiedener Schlafphasen können sich alle Bereiche des Immunstoffwechsels regenerieren und synchronisieren. Verschiedene Stoffe des Immunsystems werden ausgeschüttet, Antikörper werden gebildet. Ein gesunder Schlafrhythmus ist für Lernen und Gedächtnis wichtig. Für ein gesundes Immunsystem ist auch die Verarbeitung emotionaler Prozesse wichtig – die Basis dafür ist ein gesunder, tiefer Schlaf.

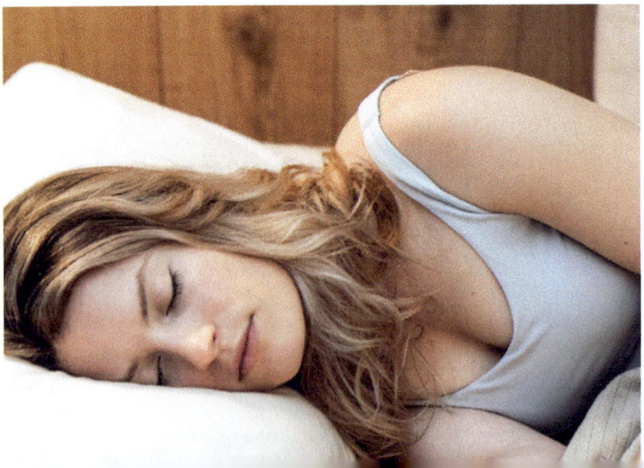

← Tiefer Schlaf hilft, Emotionen zu verarbeiten.

Ursachen für Schlafstörungen

Häufig sind mehrere Faktoren verbunden und führen dazu, dass der Schlaf-Wach-Rhythmus gestört ist:

Schilddrüsenüberfunktionen, chronischer Stress, hohe Spiegel von Stresshormonen, überaktive Kaumuskeln, durch Verspannungen ausgelöste Fehlstellungen der Halswirbelsäule, Schädelhirntraumata, Beschleunigungsverletzungen der Halswirbelsäule (Peitschenschlagsyndrom, z.B. nach Verkehrsunfällen), Bewegungseinschränkungen und körperliche Inaktivität können die Qualität des Schlafes erheblich beeinträchtigen.

Entzündungen in Mundhöhle und toxikologisch belastete Zähne (NICO's), Paradontitis, Zuckerüberflutungen mit erhöhtem Blutzuckerspiegel, erhöhter Insulinspiegel, verdeckte Unterzuckerung, Entzündungsherde, ein kranker Darm (leaky gut) und die Freisetzung entsprechende Nervengifte, krankhafte Veränderungen der Darmflora, Überlastungen und Fehlfunktionen der Mitochondrien (Energiestoffwechsel), Unterversorgungen an Aminosäuren, Mangel an Vitamin D und Omega 3.

Akuter und chronischer Stress, Unfälle, Bedrohungen, traumatische Belastungen und Angst aktivieren neben der sogenannten Stressachse und dem Orchester von Stresshormonen auch – und besonders – das Sympathische Nervensystem.

Gleichzeitig werden die Trigeminuskerne im Gehirn und die Kaumuskeln in einen Zustand der Übererregung versetzt.

Die Leber kann sich nicht mehr regenerieren, es kann zu Entzündungen und einer Fettleber kommen. Übergewicht, Bluthochdruck sowie Zucker- und Fettstoffwechselstörungen (Metabolisches Syndrom) können auftreten.

Heilsame Schlüsselfaktoren

Ernährung und Bewegung

Mehrere Studien belegten den Einfluss der Ernährung auf das Genom (das Erbgut). Es spielt eine Rolle, wann gegessen wird (Chrono-Nutrition) und wann der Körper Zeit bekommt, die Nahrung zu verarbeiten. Intervallfasten, also Nahrungsverzicht über einen längeren Zeitraum (z.B. 12 oder 16 Stunden oder jeden zweiten Tag), hat einen positiven Einfluss auf bestimmte Stoffwechselerkrankungen, wie z.B. Diabetes Typ 2. Bewegung und Sport sind für den Stoffwechsel wichtig – auch hier gibt es Zeiten, zu denen Bewegung sich günstiger auf die Gesundheit auswirkt (Chrono-Exercise).

Die in uns Menschen angelegte Fähigkeit, in den Zellen auf Fettverbrennung umzuschalten, können wir alle aktivieren und trainieren. Nachts regiert die Fettverbrennung. Deshalb sind sich die Experten einig: Zucker, kurzkettige Kohlehydrate und Transfette sollten daher besonders am Abend gemieden werden. Verzicht auf das Abendessen (Dinner-cancelling) oder leichte Mahlzeiten mit Eiweiß, Gemüse, Nüssen und dazu moderater abendlicher Sport können hilfreich sein, um den Stoffwechsel in die Gänge zu bekommen.

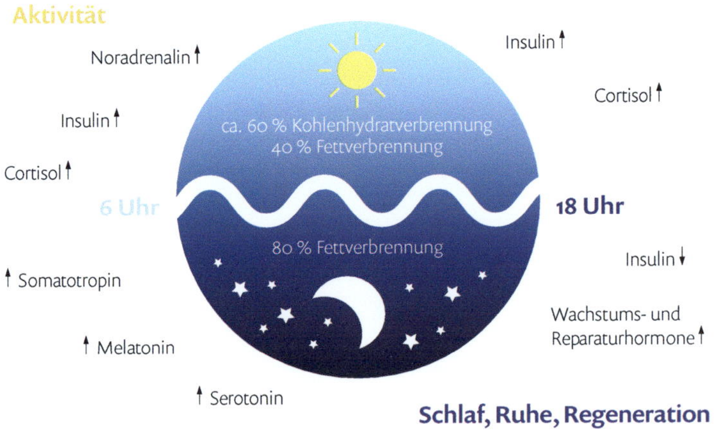

Ein gesunder Darm

Prä- und Probiotika können heute als essenziell angesehen werden. Das gesunde Bauchgefühl gründet auf Pilzen und Bakterien im Darm. In der Gesundheit des Mikrobioms und der Darmflora liegt die Fernsteuerung und die Triebfeder für unsere seelische Gesundheit, ein gesundes Gehirn, ein starkes Immunsystem, einen leistungsfähigen Bewegungsapparat, ein starkes Herz-Kreislaufsystem, einen gesunden inneren Rhythmus und die perfekte Regeneration verborgen!

Wir empfehlen verschiedene Prä- und Probiotika nach einem Rotationsprinzip zu wechseln. Sakara, Symbiolact, Omni Biotic, Daily, colon formula ... Die Präparate wirken gegen Entzündungen im Körper, regenerieren das Nervensystem, stärken die Energiefreisetzung in den Zellen und fördern den Abbau von schadhaften Zellen oder ihren Bestandteilen (Autophagie). Ein gesunder Darm fördert den Energiestoffwechsel und sorgt für ausreichende Spiegel von Melatonin und Serotonin.

Schilddrüse in Balance

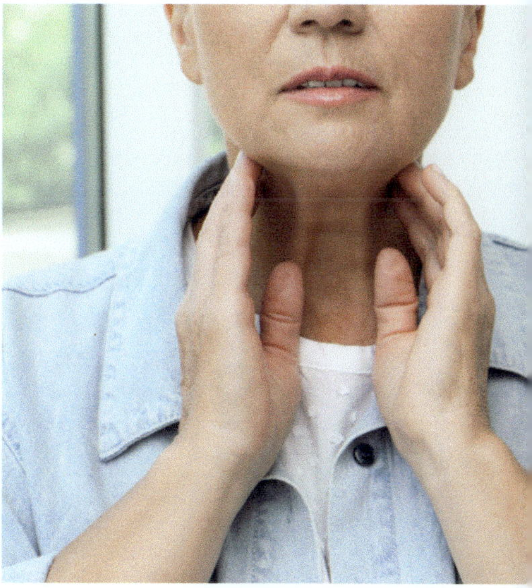

Für die Schilddrüse ist eine gute Versorgung mit Selen, Zink, Jod, Vitamin E, Vitamin D und der Aminosäure L-Tyrosin wichtig. Weitere Aminosäuren wie Cystein, Methionin, Arginin und Lysin erweisen sich ebenfalls als hilfreich. Über die Stärkung des Energiesystems kann die Leistungen der Schilddrüse verbessert werden.

Der Wert für das Schilddrüsen stimulierende Hormen TSH sollte zwischen 1,6 – 2,2 liegen. Liegt der Wert unter 1,6 ist das sympathische Nervensystem überaktiv. Als Folge kann der Ruhenerv Vagus weniger ins Spiel kommen.

Die Mitochondrien – Kraftwerke in den Zellen

Mitochondrien sind Bestandteile der Zellen, die eine wichtige Rolle im Energiestoffwechsel spielen. Energiemangel und verdeckte Unterzuckerung können den Schlaf in allen Phasen hemmen.

Unser Tipp

- Ein Proteinshake (Phytoshake) + Omega 3 + Ashawaganda
- T4 Sarkara (ein Präbiotikum & Galaktose; für Ruhe für den Darm) nach Dr. Mosetter
- B-Vitamine und bei Bedarf Vitamin D3/K2 Tropfen
- Bei Bedarf Melatonin

Stets werden unsere Stoffwechsel-Ernährungskonzepte durch spezielle Übungen (Kraft in der Dehnung-Übungen, KiD) und bei Bedarf durch manuelle myoreflextherapeutische Behandlungen vervollständigt. Zur Entstressung, für die Aktivierung des Ruhenervs (Vagus) und zur besseren Regeneration werden stets die Kaumuskeln, der Nacken, bestimmte Bereiche des vegetativen Nervensystems und das Trigeminus-Stress-System sowie bestimmte Nervenbereiche und Körperpunkte des Darms, der Leber und der Niere behandelt.

Leistungsfähige Mitochondrien sorgen in der Nacht für Regeneration, Reparaturabläufe des Immunsystems (Immunrepair) und notwendige Anpassung des Nervensystems (Neuroplastizität). Galactose + Akazienfaser + Glutamin, Galactose + Glucosamin, Coenzym Q10, NADH, Ribose und die B-Vitamine können sehr gute Dienste leisten. Speziell für das Einschlafen und das „Nicht aufwachen" und das Immunsystem sind die Mitochondrien mit im Orchester. Weniger bekannt ist, dass die Mitochondrien ebenfalls bei der Regeneration mitspielen.

Vitamin D und B

Neben dem Milieu im Darm und ausreichender Versorgung mit der Aminosäure Tryptophan fällt dem Vitamin D-Spiegel eine tragende Rolle zu. Ausreichende Spiegel des Sonnenhormons sind essenziell für die Arbeit der Mitochondrien, für jede Regeneration, alle molekularen Reparaturprozesse, die Herstellung von Wachstums- und Sexualhormonen, für ein starkes Immunsystem und für neuronale Lernprozesse. Die Familie der B-Vitamine ist ebenfalls essenziell in diese Prozesse für einen harmonischen inneren Rhythmus verwoben.

Omega-3-Fettsäuren

Omega-3-Fettsäuren stärken das Gehirn, fördern den inneren Rhythmus und einen erholsamen Schlaf. Die gute Versorgungen mit einem ausgewogenen Spektrum an Omega-3-Fettsäuren ist essenziell für alle Leistungen des zentralen Nervensystems (ZNS) und für die Regeneration. In Verbindung mit Vitamin D zeigen Omega-3-Fettsäuren eine belegte antientzündliche Wirkung.

Myoreflextherapie

Myoreflextherapie, Craniosakraltherapie, Akupunktur und eine entspannte obere Halswirbelsäule stärken den Schlaf und fördern den inneren Rhythmus. Durch eine spezielle Behandlung können gezielt Nervenbereiche im Gehirn angeregt oder entspannt werden.

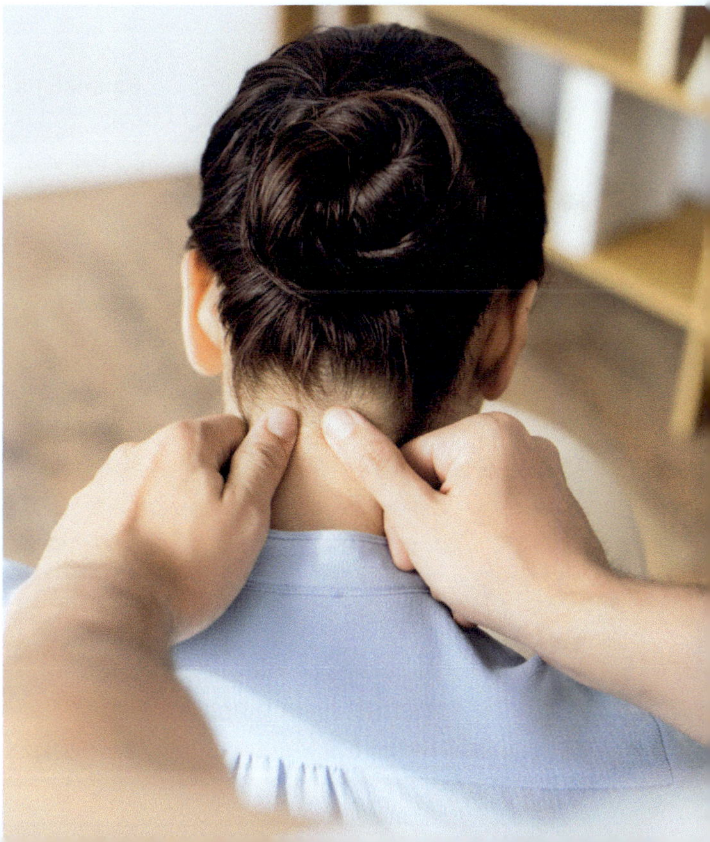

→ Verspannungen im Nacken können eine Schiefstellung des Kopfes auslösen. In Folge wird das sympathische Nervensystem (Symphatikus) in diesem Bereich aktiviert und der innere Rhythmus gestört.

Regulation der Kaumuskulatur, der Kieferregion und der Trigeminus-Stress-Aktivitätsmuster

Myoreflextherapie, Osteopathie, Craniosakraltherapie und Akupunktur können starke Effekte auslösen und wirken regulierend. Die Kaumuskulatur ist direkt mit den für Stress zuständigen Gehirnarealen verbunden. Die Behandlung und Regulation der Spannungsverhältnisse der Kau- und Kiefergelenksmuskulatur öffnet Wege zu zentralen Mechanismen der Entstressung und zu einem guten Schlaf.

Der Vagusnerv (Ruhenerv) spielt eine zentrale Rolle für die Entspannung. Das parasymphatische Nervensystem und der Vagusnerv stellen eine Schatzkammer des Organismus dar. Sie erlauben eine natürliche Aktivierung des inneren Rhythmus und führen zu einer Verbesserung des Schlafrhythmus.

„Hochwertige ökologische Schlafsysteme, die von elektromagnetischen Feldern abschirmen, fördern tiefen, erholsamen Schlaf und unterstützen die körpereigenen Reparatur- und Reinigungsprozesse.

Dr. med. Kurt Mosetter

Raumklima

Raumklima, elektromagnetische Felder, Baustoffe, toxikologische Belastungen (aus Farben, Teppichen und Laminatböden), minderwertige Bettsysteme können den Schlaf und den inneren Rhythmus sehr stark belasten. In der Nacht sollten körpereigene Reparatur- und Reinigungsprozesse den Körper in eine tiefe Regeneration führen. In diesem Sinne sind hochwertige ökologische Bettsysteme, Abschirmungen von elektromagnetischen Feldern, Freischaltungen von Elektrizität von großer Bedeutung. Für einen gesunden Schlaf sind ein sicherer und unverschmutzter Schlafraum sowie **Strahlenschutz-Schlafsysteme** essenziell.

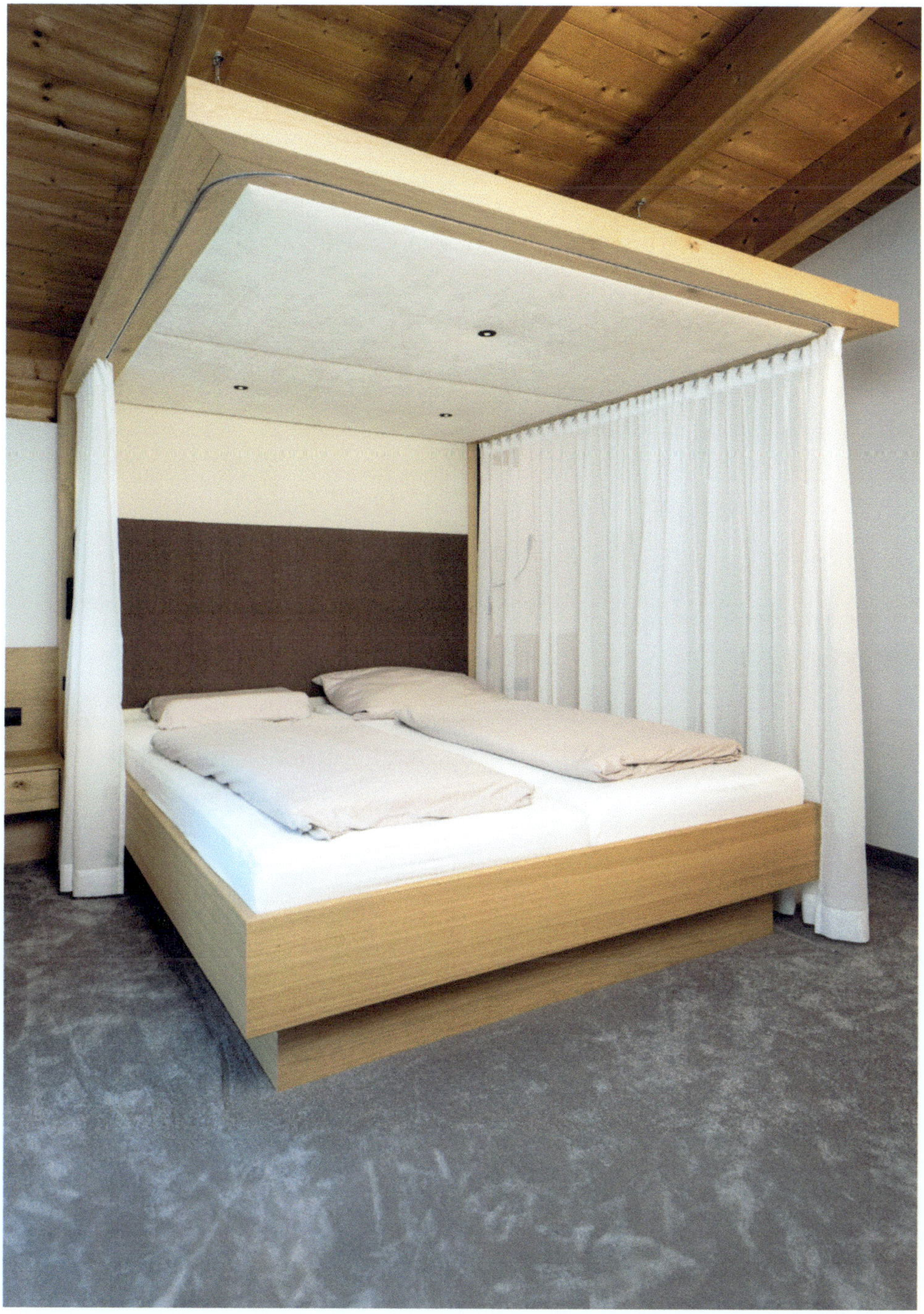

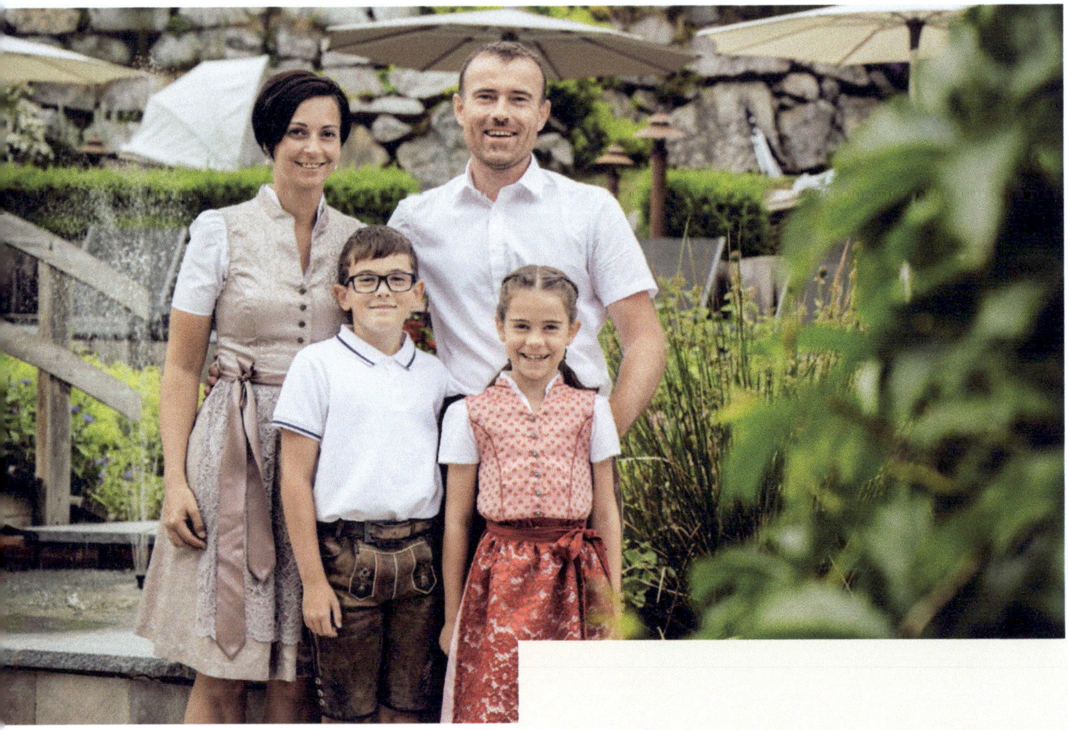

”

Man ist wirklich erholt in der Früh und schläft durch. Ich hab früher Probleme gehabt mit Rückenschmerzen, Einschlafen usw. Das ist alles weg, man schläft da wie ein Baby.

Edwin Kathrein

”

Wir sind beide total begeistert! Wir freuen uns jeden Tag darauf, ins Bett zu gehen.

Beatrix Kathrein

”

Wenn ich aufstehe, bin ich ausgeruht. Das hat es früher nicht gegeben. Ich war, wenn ich aufgestanden bin, immer noch müde. Das hat sich gravierend geändert.

Frau Kathrein senior

”

Bei mir ist es dasselbe. Ich steh um 5h in der Früh auf und bin topfit.

Herr Kathrein senior

Lieber Ernst!

Ich muss dir einfach schreiben!
Meine Begeisterung bezüglich deiner Lösung für unseren Jakob ist grenzenlos!!!
Er geht um 20h30 ins Bett und schläft sofort ein und ob es rumpelt oder pumpert, er schläft durch wie ein Murmeltier!

Ich möchte dir auf diesem Weg noch einmal recht herzlich danken! Bin so froh, dass es doch was gibt, einfach super!

Liebe Grüße,
Martin

Der Brief des Vater eines 9-jährigen Sohnes mit ADHS (Aufmerksamkeitsdefizit-Hyperaktivitätsstörung)

Das Video zum Interview mit Familie Kathrein
https://youtu.be/CTMhGlu_tWg

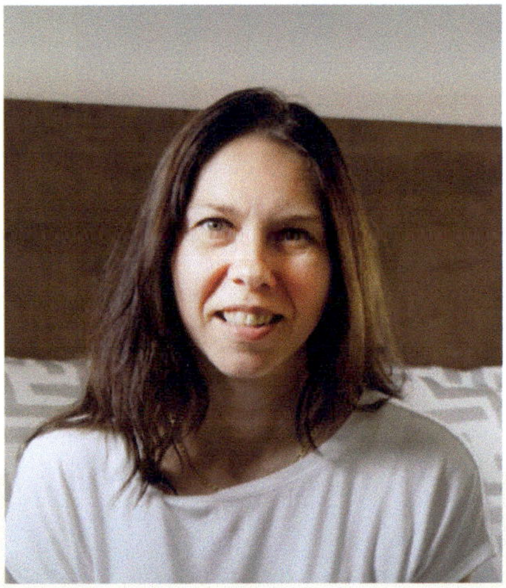

”

Wir hatten keine Tiefschlafphase und fühlten uns am Morgen wie gerädert, haben uns während des Schlafens überhaupt nicht entspannt. Am Morgen hat uns dann die Power gefehlt für den Tag. Wir haben uns auf die Suche gemacht nach einer Lösung und haben sie durch Ernst Schwarzhans gefunden. Wir konnten unser Schlafzimmer nach eigenen Vorstellungen gestalten. Ich bin mit unserem neuen Bett megahappy und freue mich jeden Tag auf das tolle Schlaferlebnis und die Wohlfühlmomente am Morgen.

Yvonne

”

Ich leide an einer Skoliose und an Schlafstörungen, mein Lebensgefährte hat diverse Allergien, leidet an Asthma und hat auch Probleme mit der Wirbelsäule. Ich habe vor 2 Jahren zufällig den Herrn Schwarzhans getroffen. Er hat gelächelt und gesagt: „Ich hab da was für Sie!“ Herr Schwarzhans hat sich unsere Krankengeschichten angehört und dann einige Messungen durchgeführt – Staub, Funkwellen und elektromagnetische Felder durch Strom. Der Raum wurde durch den Einbau des Bettsystems mit Teppich unglaublich angenehm und ruhig. Ganz ehrlich – ich liebe es, abends in meinem Bett zu liegen. Ich wach am Morgen munter auf – ganz anders als früher! Ich fühle mich einfach ganz, ganz toll. Auch mein Lebensgefährte fühlt sich richtig gut.

Evelyn Feuerstein

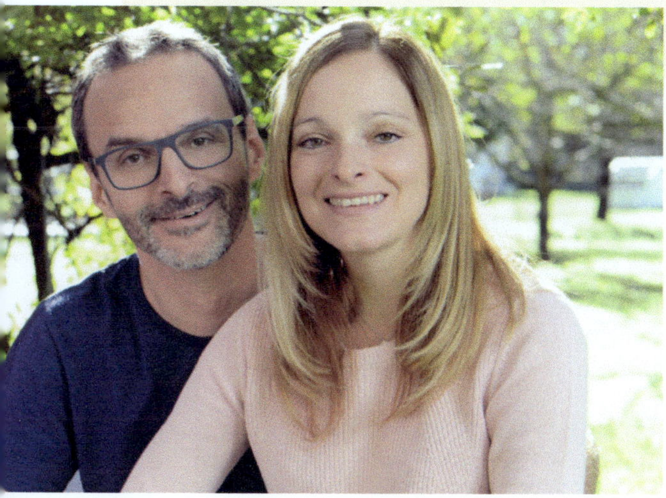

Das Video zum Interview
mit Familie Feuerstein
youtu.be/Y1qU9uzpKao

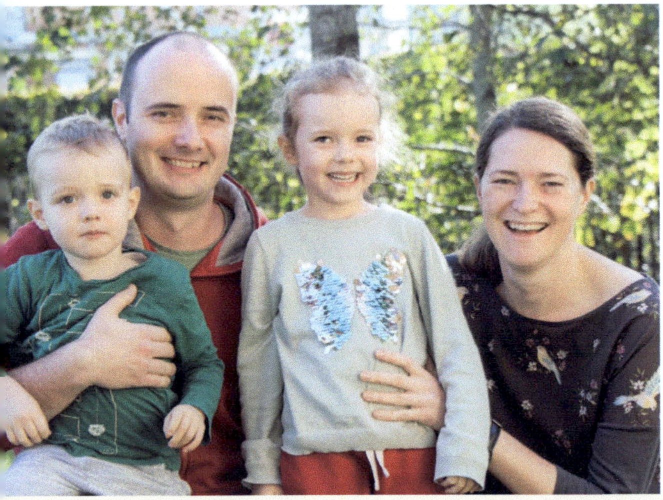

Wir sind Tag und Nacht einer hohen Strahlenbelastung ausgesetzt. Wenn ich es vermeiden kann, dass ich mich Strahlen aussetze, versuche ich das zu machen. Und das war mit dem Bett möglich, das uns Ernst Schwarzhans gebaut hat.

”

Ich merke, dass ich viel schneller einschlafe. Auch, wenn ich mich für ein Nickerchen hinlege, weil ich Nachtdienste mache, schlafe ich jetzt wirklich ein und vorher habe ich mich nur ausgeruht.

Elisabeth Sturmeit

Link zum Video
youtu.be/ABvMLpjhqgE

”

Ich schlaf auch schneller ein. Es ist ein anderes Liegegefühl. Das liegt nicht nur an der Matratze, sondern an dem Stress, den man nicht mehr hat. Jetzt macht man den Vorhang zu und das ist erledigt. Wir wollen das Bett auch für unsere Kinder, die Körper entwickeln sich noch und da ist es noch wichtiger als bei uns selber, dass sie gesund aufwachsen können.

Thomas Sturmeit

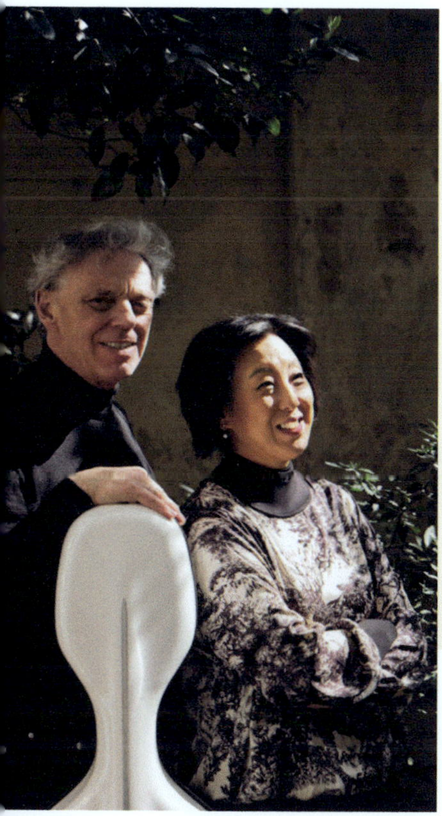

„

„Der Herr gibt´s den Seinen im Schlaf" (Ps. 127)
Loslassen, sich versenken, träumen, gut schlafen: das schafft Energie für kreative Aktivität am Tag. Die wichtigen Impulse und Visionen kommen allerdings aus Traum, Halbschlaf, Schlaf. Seit wir das Bett von Ernst Schwarzhans haben ist unser Leben gesünder, kraftvoller, intensiver. Welch ein Glück – und welch eine Bestätigung: die Bibel hat recht!

Prof. Hyun-Jung Berger und Prof. Julius Berger

Link zum Video
youtu.be/jBdZWb4SWhw
www.juliusberger.de

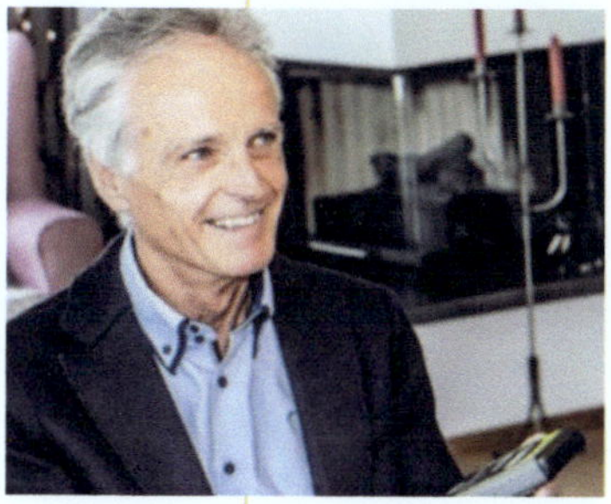

Wenn auch Sie sich „gesundschlafen" wollen, kontaktieren Sie Ernst Schwarzhans für ein persönliches Beratungsgespräch.

www.ernstschwarzhans.com

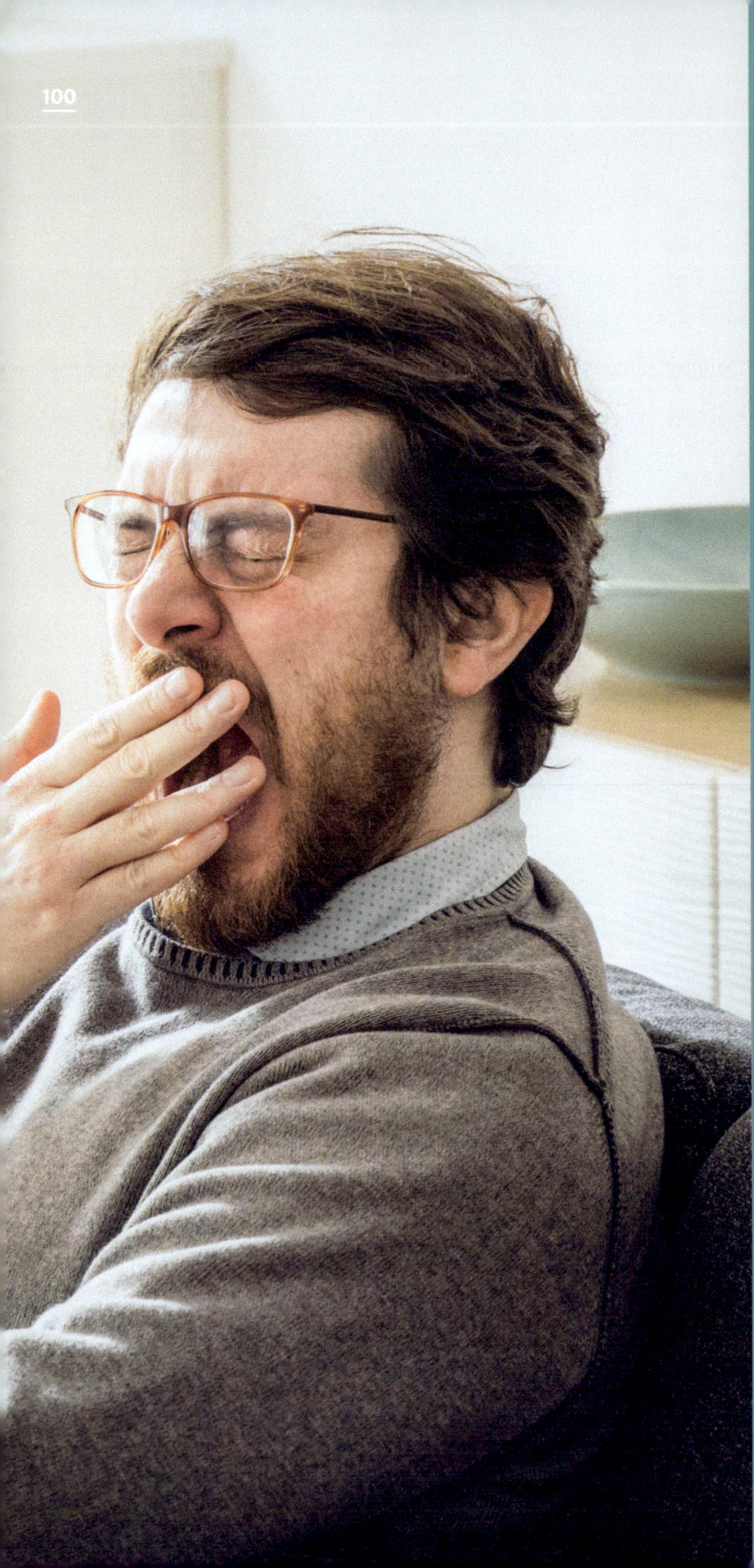

8

TIPPS & TRICKS FÜR *GUTEN SCHLAF*

Tipps & Tricks für guten Schlaf

1 *Schlafzeiten einplanen*

Beruf, Familie und soziale Kontakte fordern viel Zeit. Es ist wichtig, dem Schlaf genug Zeit einzuräumen und darauf zu achten, dass es regelmäßige Schlafzeiten gibt. Gönnen Sie Ihrem Körper die Erholung, die er braucht – auch auf die Gefahr hin, als Langweiler*in zu gelten! Es geht um Ihre Gesundheit und auch um Ihre Leistungsfähigkeit.

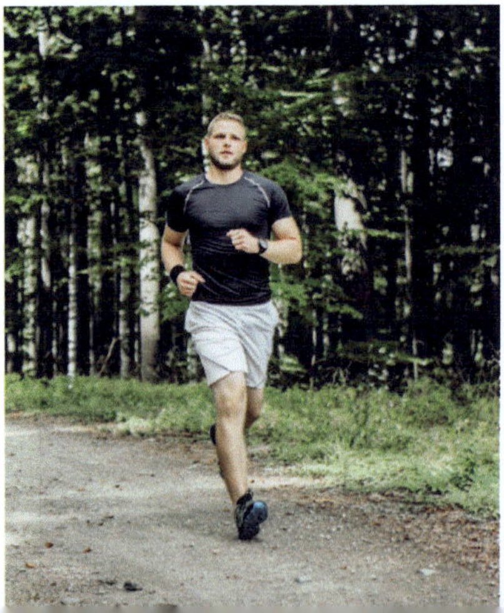

2 *Regelmäßig Bewegung*

Bewegung sorgt dafür, dass die Energiespeicher geleert werden und Adenosin gebildet wird (Seite 12). Das fördert das Müdewerden am Abend. Regelmäßiger Sport hält Körper und Geist fit. Wer keine Lust auf Sport hat, kann z. B. auf das Auto verzichten und mit dem Rad zur Arbeit fahren oder ein Stück zu Fuß gehen. Die Strecke kann erweitert werden, wenn man eine Station früher aus den Öffis aussteigt. Auch Treppensteigen statt Lift bringt den Kreislauf in Schwung und fördert die Kondition. Intensive Workouts sollten in der Früh oder am Wochenende stattfinden. Am Abend sollte darauf verzichtet werden, damit der Körper weiß, dass nun Entspannung angesagt ist. Yoga, Qigong oder Tai-Chi eignen sich sehr gut, um Körper und Geist zu harmonisieren und zu entspannen.

3 *Hobby gegen Stress*

Hobbys, wie z. B. Singen, Musizieren, Malen, Angeln, Gärtnern oder Sport, ermöglichen es Ihnen, konzentriert bei einer Sache zu sein. Sie kommen aus dem Grübeln ins Hier und Jetzt und entdecken vielleicht neue Seiten an sich oder knüpfen neue Kontakte.

4 *Koffein*

Menschen reagieren unterschiedlich auf Koffein. Manche schlafen nach einem abendlichen Espresso besonders gut, andere liegen stundenlang wach. Wenn Sie empfindlich reagieren, trinken Sie Ihre letzte Tasse Kaffee (oder schwarzen, grünen oder Mate-Tee) nach dem Mittagessen, allerspätestens sechs Stunden vor dem Schlafengehen. Ähnliches gilt für Kakao und Schokolade – auch sie enthalten anregende Substanzen.

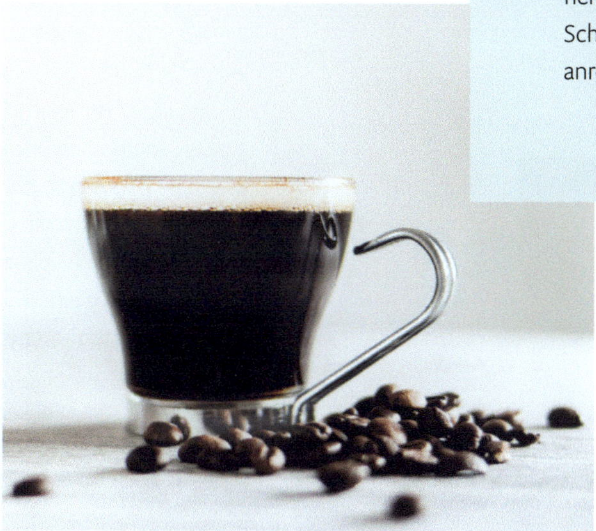

5 Pausen machen

Machen Sie bei der Arbeit regelmäßige Pausen. Mindestens fünf Minuten pro Stunde sollten Sie „etwas ganz anderes" machen, um Ihr Gehirn zu entspannen. Etwas ganz anderes bedeutet z. B., dass Sie Ihren Arbeitsplatz verlassen und ein paar Schritte gehen – am besten vor die Tür, um frische Luft zu schnappen und den Blick in die Weite schweifen zu lassen. Auch ein entspannter Plausch mit den Kolleg*innen oder etwas Bewegung (Dehnungsübungen, Treppensteigen etc.) sind eine willkommene Abwechslung. Das fördert die Konzentration und Kreativität und gibt neue Energie. Außerdem verhindert es, dass Sie am Abend völlig überdreht und gleichzeitig erschöpft nach Hause kommen und später nicht einschlafen können.

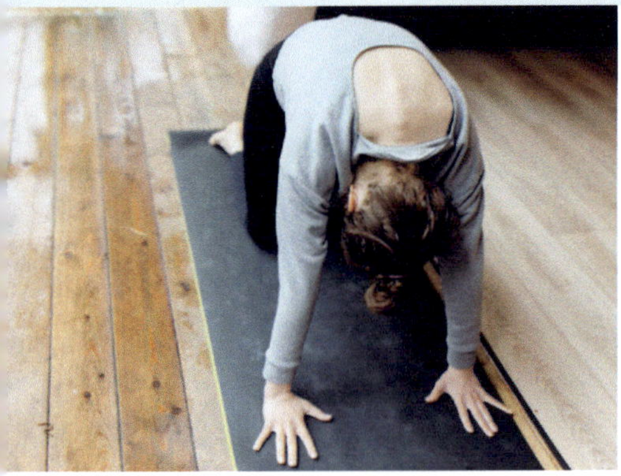

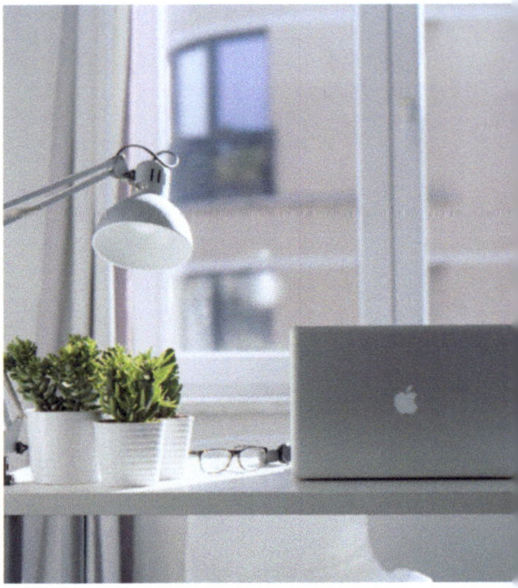

6 Ordnung

Ordnen Sie Ihren Schreibtisch, bevor Sie den Arbeitsplatz verlassen. Ziehen Sie ein Tagesresümee und loben Sie sich für das, was Ihnen gut gelungen ist. Feiern Sie Ihre großen und kleinen Erfolge. Viele Menschen kritisieren sich nur und übersehen dabei all die Leistungen, die sie täglich vollbringen. Schaffen Sie sich einen Überblick, was am nächsten Tag zu tun ist, und schreiben Sie eine Liste. So können Sie den Tag abschließen. Sorgen Sie auch im Schlafzimmer für Ordnung. Unordnung im Außen macht den Geist unruhig.

7 *Abendessen*

Abends sollte nur eine leichte Mahlzeit eingenommen werden, am besten drei bis vier Stunden, spätestens aber zwei Stunden vor dem Zubettgehen. Verzichten Sie auf rotes Fleisch, fette Speisen und Rohkost. Der Körper ist sonst zu sehr mit der Verdauung beschäftigt und Sie wälzen sich unruhig hin und her. Gemüsesuppe oder Fisch sind leicht verdaulich. Kohlenhydrate verzögern oder hemmen die Ausschüttung von HGH (Seite 12).

8 *Tagebuch*

Ein Tagebuch unterstützt Sie darin, sich die Ereignisse des Tages „von der Seele zu schreiben". Was Sie ausgedrückt haben, belastet Sie nicht mehr so stark und vieles ist damit erledigt. Vergessen Sie nicht, auch das Gute und Schöne des Tages zu notieren!

9 *Nickerchen*

Um die Nachtruhe nicht zu gefährden, sollten Nickerchen spätestens nach dem Mittagessen stattfinden und nicht länger als 20 Minuten dauern.

10 *Alkohol*

Wenn Sie nicht ganz auf Alkohol verzichten können oder wollen, genießen Sie nur ein Glas davon. Bei hohem Alkoholkonsum wird die REM-Phase des Schlafs gestört und dadurch das Gedächtnis. Ihre Lernfähigkeit ist eingeschränkt und Sie können sich nicht mehr gut erinnern. Alkohol trocknet außerdem den Körper aus – Sie wachen in der Nacht durstig auf.

11 *Abschalten*

Schalten Sie alle elektronischen Geräte zwei Stunden vor dem Schlafengehen ab – Smartphone, Tablet, Computer: Keine Mails, Schlagzeilen, Anrufe, WhatsApp, TikTok, Facebook, Instagram etc. Das mag anfangs sehr langweilig sein – vielleicht haben Sie auch das Gefühl, etwas Wesentliches zu versäumen. Mit der Zeit werden Sie bemerken, wie erholsam es ist, nicht immer erreichbar zu sein und nicht ständig auf irgendeinen Klingelton reagieren zu müssen. Stattdessen können Sie in Ihrer eigenen Zeit Ihren Abend gestalten, mit der Familie oder Freund*innen plaudern oder einen Abendspaziergang machen.

12 *Abendspaziergang*

Eine kleine oder auch größere Runde in der Natur hilft Ihnen, am Abend „runterzukommen". Die heilsame Wirkung des Waldes ist in vielen Büchern beschrieben – die ätherischen Öle der Bäume wirken reinigend, die erhöhte Anzahl negativer Luftionen ebenfalls. Barfußgehen verstärkt diesen Effekt!

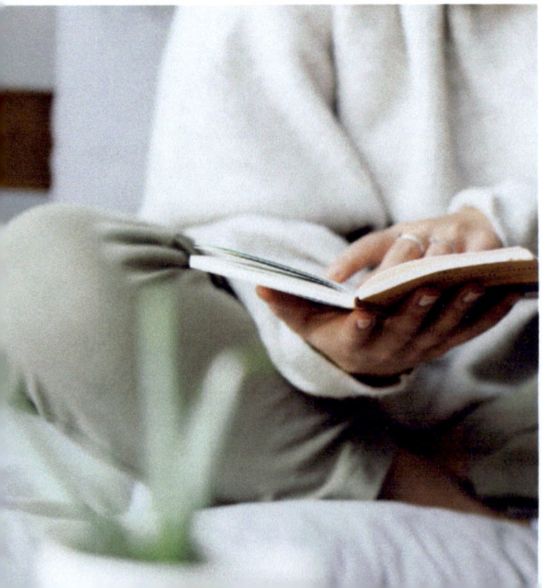

13 *Lesen*

Lesen Sie vor dem Einschlafen fröhliche, nicht zu spannende Lektüre, Kurzgeschichten, Gedichte, freundliche Belletristik oder entspannende Magazine. Verzichten Sie auf die Zeitung, sie enthält hauptsächliche negative Informationen, die Sie dann im Schlaf verarbeiten müssen. Das Gleiche gilt für Thriller, Science-Fiction, Gruseliges & Co.

14 *Licht dämpfen*

Helles Licht mit einem hohen Blauanteil verhindert die Ausschüttung des schlaffördernden Hormons Melatonin (Seite 11). Wählen Sie für den Abend eine Beleuchtung mit warmem Licht mit geringem Blau- und hohem Rotanteil (etwa 3000 Kelvin). So weiß Ihr Körper, dass es Abend ist, auch wenn Sie nicht in der Natur den Sonnenuntergang bewundern.

15 *Kerzen*

Kerzen sollten aus natürlichen Wachsen bestehen, die ökologisch vertretbar sind, also z. B. aus Raps- und Sojawachs (kein Wachs aus Palmöl!).*
Kerzen aus Paraffin setzen bei der Verbrennung Schadstoffe frei.

16 *Spielen*

Legen Sie Patiencen mit Karten oder spielen Sie mit Familie oder Freunden Karten- oder Brettspiele. Verzichten Sie auf Computerspiele!

17 *Lächeln*

Wenn Sie glücklich sind, werden im Gehirn Glückshormone freigesetzt. Sie lächeln. Die gehobenen Mundwinkel sind mit den Glückshormonen verknüpft. Die Verbindung funktioniert in beide Richtungen: Wenn Sie lächeln, schüttet Ihr Gehirn Glückshormone aus. Probieren Sie es einfach aus! Achten Sie darauf, dass Ihr Lächeln dabei auch die Augen erreicht.

* 100 % schadstofffreie Kerzen sind z. B. bei www.holieliving.com erhältlich.

18 *Dankbarkeit*

Danken Sie für alles Gute und Schöne. Dankbarkeit ist ein Weg zum Glück, weil Sie Ihre Aufmerksamkeit dabei auf die positiven Seiten Ihres Lebens lenken. Denken Sie auch an das, was Ihnen selbstverständlich erscheint: Ein gemütliches Zuhause, warmes Essen, Trinkwasser aus der Leitung, eine funktionierende Heizung, der gefüllte Kühlschrank, die Waschmaschine und der Geschirrspüler, die Ihnen viel Arbeit abnehmen etc. – und schon werden entspannende Hormone freigesetzt.

19 *Musik*

Sanfte Musik wirkt beruhigend. Sie wissen selbst am besten, welche Instrumente oder Klänge in Ihnen ein angenehmes Gefühl von Geborgenheit und Entspannung hervorrufen. Es gibt spezielle Einschlafmusik oder Naturgeräusche, wie z. B. Bachplätschern oder Meeresrauschen.

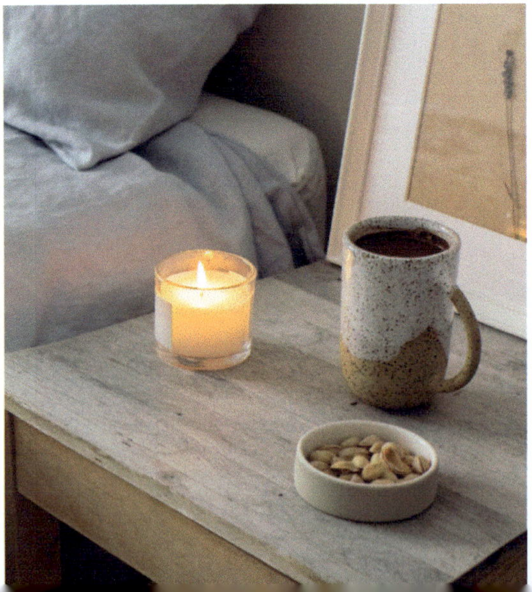

20 *Schlummertrunk*

Alkohol ist keine Lösung bei Schlafproblemen! Wenn Sie keinen Kräutertee mögen, probieren Sie abends eine Tasse warmer Milch mit Honig, Kardamom, Zimt und Muskat. Es kann auch Soja-, Hafer-, Mandel-, Haselnuss- oder Cashew-Milch sein.

21 *Aromatherapie*

Düfte wirken unmittelbar und können für sofortige Entspannung sorgen. Ätherische Öle sollten in einer **Duftlampe** niemals direkt verdampft, sondern immer mit Wasser verwendet werden. Auch ein elektrischer **Diffusor** eignet sich zum langsamen Verdampfen. Viele Düfte gibt es auch in **Duftkerzen**.

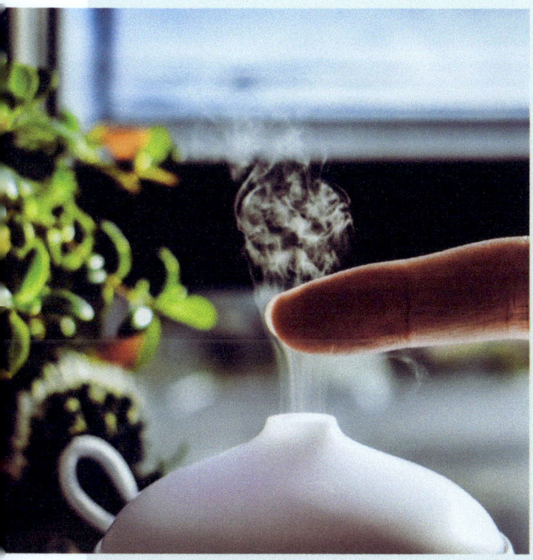

Folgende Düfte wirken beruhigend – suchen Sie sich die Öle aus, die Ihnen angenehm sind:

- Rose
- Lavendel
- Melisse
- Ylang-Ylang
- Bergamotte
- Sandelholz
- Muskatellersalbei
- Neroli
- Vanille

Als Füllung für ein **Kräuterkissen** eignen sich:

- Lavendel
- Melisse
- Rosenblätter

Ätherische Öle können auch für ein **Wannenbad** genützt werden – ein paar Tropfen in eine Tasse Milch einrühren und in die Wanne gießen. In Sesam- oder Mandelöl ergeben sie ein entspannendes Massageöl.

22 Atemübung

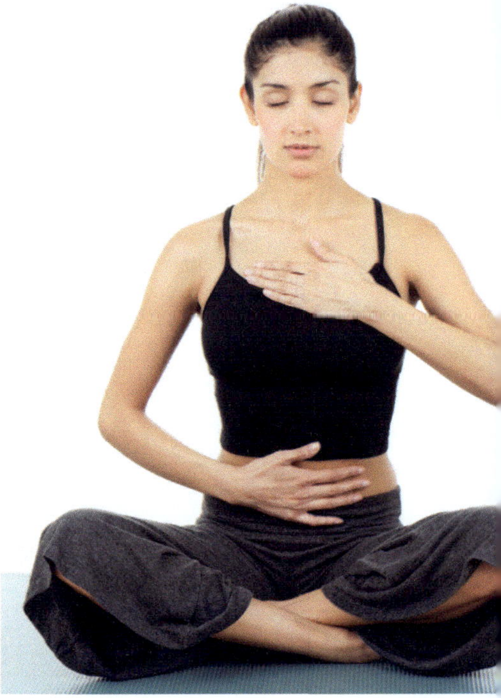

In stressigen Situationen ist der Atem flach. Tiefe Atemzüge signalisieren dem Körper: „Alles ist in Ordnung! Ich bin in Sicherheit!“. Es werden entsprechende beruhigende Hormone ausgeschüttet.

Führen Sie diese Übung einige Male durch:

- Setzen Sie sich aufrecht, aber bequem auf einen Stuhl. Die Fußsohlen berühren den Boden. Sie können die Übung auch am Boden durchführen. Legen Sie eine Hand unterhalb der Schlüsselbeine auf den Brustkorb, die andere auf den Bauch.
- Atmen Sie tief ein und spüren Sie, wie sich der Brustkorb hebt und der Bauch ein wenig vorwölbt. Entspannen Sie dabei Ihren Bauch. ZählenSie beim Einatmen bis 4.
- Halten Sie die Luft an (wenn es leicht geht, zählen Sie dabei auch bei 4).
- Atmen Sie sanft aus und zählen dabei bis 6.

23 Angenehmes Schlafklima

Sorgen Sie dafür, dass Ihr Schlafzimmer eine angenehme Temperatur hat. Bei 18–20 °C kann der Körper gut zur Ruhe kommen. Die Luftfeuchtigkeit sollte nicht zu hoch oder niedrig sein – in feuchten Räumen kann sich Schimmel bilden, trockene Räume reizen die Atemwege. Optimal sind 40–60% relative Luftfeuchtigkeit.

24 Bequeme Matratze

Ihre Matratze sollte nicht zu hart und nicht zu weich sein – Sie müssen sich darauf vollkommen entspannen können bei ausreichender Unterstützung für Ihre Wirbelsäule. Probeliegen in einem Matratzenstudio ist sinnvoll!

25 Reize ausblenden

Licht und Lärm verhindern das Einschlafen. Gegen Straßenbeleuchtung helfen dichte Vorhänge oder Jalousien. Eine Schlafmaske verhindert ebenfalls, dass Licht auf die Augen fällt und die Melatoninbildung hemmt. Gegen Geräusche helfen Ohrstöpsel. Oder Sie probieren es mit einer kuscheligen Schlafmütze, die Sie sich über Augen und Ohren ziehen – wirkt sehr beruhigend!

26 Bei Schlaflosigkeit ablenken

Wenn Sie abends noch wach liegen und grübeln oder nachts aufwachen und nicht wieder einschlafen können, stehen Sie auf und machen Sie etwas Einfaches, z. B. mit der Hand das Geschirr spülen, Wäsche einräumen, das Bad putzen, ein Regal abwischen oder eine kleine (!) Lade aufräumen. Sie können auch ein Gedicht lesen, Tagebuch führen oder (mit der Hand!) einen Brief schreiben. Mit diesen beruhigenden Tätigkeiten können auch Ihre Gedanken sich ordnen und zur Ruhe kommen. Vermeiden Sie es, wach zu liegen, Sorgen zu wälzen und dabei immer wieder auf die Uhr zu blicken!

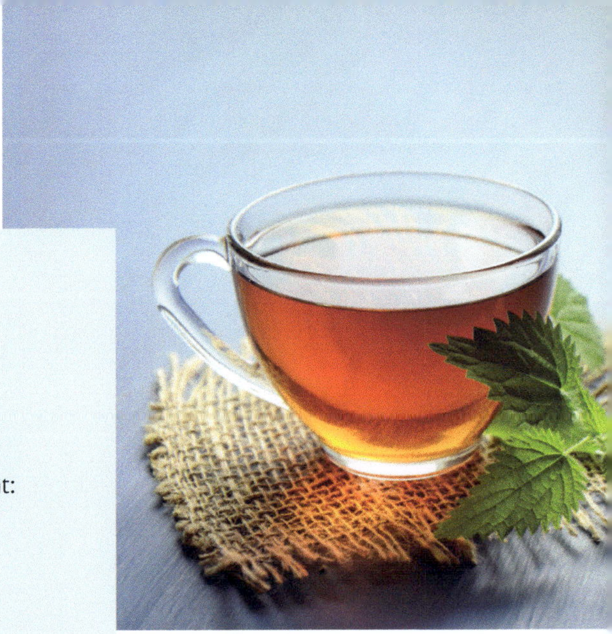

27 Kräutertee

Tees aus verschiedenen Kräutern sind eine gute Einstimmung für eine erholsame Nacht:

- Baldrian
- Hopfen
- Lavendel
- Melisse
- Hafergras
- Kamille
- Johanneskraut

28 Fußmassage

Massieren Sie vor dem Zubettgehen Ihre Füße mit oder ohne Massageöl (ätherische Öle). Kneten Sie die Fußsohlen gut durch, rubbeln Sie jede einzelne Zehe, damit ziehen Sie die Energie aus dem Kopf nach unten. Sie können auch quer über einen am Boden liegenden **Holzstab** (z. B. einen Besenstiel) laufen – beginnen Sie hinter den Zehen und bewegen Sie die Fußsohlen dann in ganz kleinen Schritten über den Stab. Dort, wo es schmerzhaft ist, bleiben Sie ein wenig stehen, bis sich die entsprechende Region etwas entspannt, dann gehen Sie weiter. Auch **warme Kieselsteine** eignen sich gut. Nehmen Sie beim nächsten Spaziergang an einem Fluss ein paar flache Steine mit. Sie können sie mit heißem Wasser oder auf der Heizung anwärmen und dann auf eine Badematte legen und vorsichtig darübergehen. Oder – wenn Sie einen Garten besitzen oder am Land wohnen – abends noch eine Runde **barfuß durchs Gras** gehen.

DER VISIONÄR

ERNST SCHWARZHANS

Ernst Schwarzhans – der Visionär für eine bessere, gesunde Welt

2018 erschien das erste Buch „Gesünder wohnen – besser leben". Neben seinem Interesse für Psychologie, Biologie und Geologie beschäftigt sich Ernst Schwarzhans seit Jahren intensiv mit der Entwicklung von wissenschaftlich geprüften Abschirmmaterialien und entwickelte patentierte Weltneuheiten im Heimtextil- und Schlafbereich.

2019 begann die Zusammenarbeit mit der Biologin, Lektorin und Autorin Dr. Sabrina Mašek. Sie unterstützt Ernst Schwarzhans darin, seine Forschungen und Erkenntnisse in Büchern einem größeren Publikum zu vermitteln.

Seit 2021 besteht die synergetische Zusammenarbeit mit dem Institut für Salutologie® in Wien. Der Dialog mit dem Institutsleiter Dr. Peter Hauschild und dem Schlafexperten Dipl. BW (FH) Alexander Lange führt zur Entwicklung neuer, gesundheitsfördernder und -erhaltender (salutogener) Produkte und deren wissenschaftlicher Zertifizierung. Außerdem prüften diese Experten – ebenso wie Prof. DI Peter Pauli und der Baubiologe Dipl.-Ing. Armin Rebernig – das vorliegende Buch auf seine wissenschaftliche Richtigkeit.

2023 zog sich der Autor aus seiner Firma Wohnfloor zurück und gründete die Sh-Wohngesundheit GmbH. Mit dieser Firma und seiner über Jahrzehnte angehäuften Expertise möchte Herr Schwarzhans seiner Vision folgen und auch zukünftig die Gesundheit der Menschen unterstützen und fördern.

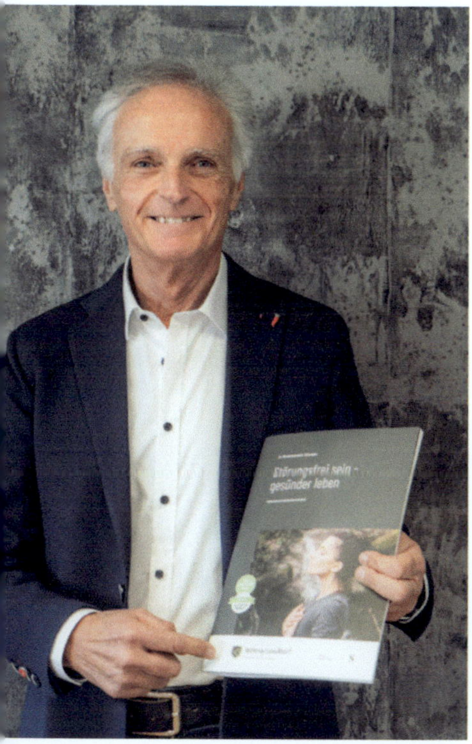

Ernst Schwarzhans, geb. am 29.09.55 in Bludenz, Vorarlberg, war zeitlebens ein der Gesundheit des Menschen Verpflichteter. Sein Berufsleben startete in der Banken- und Immobilienwelt. Er sanierte und baute zahllose Wohnungen und Häuser. Schon damals hörte er von seinen Kundinnen und Kunden viel über Schlafstörungen und gesundheitliche Probleme. In den folgenden Jahren wandte sich Ernst Schwarzhans der Gestaltung von Heimtextilien und Inneneinrichtung zu und stattete Hotels, Restaurants und Privathäuser hochwertig aus. Sein Anspruch war und ist, möglichst gesundheitsverträgliche Materialien zu verwenden. Auch die Wirkung von Licht und Farbe auf das Wohlgefühl, die Vermeidung radioaktiver Strahlung (Radon) und der Schutz vor Elektrosmog flossen in seine Arbeit ein.

„Ich will den Generationen, die nach uns kommen, eine bessere und lebenswertere Welt hinterlassen"

Ernst Schwarzhans

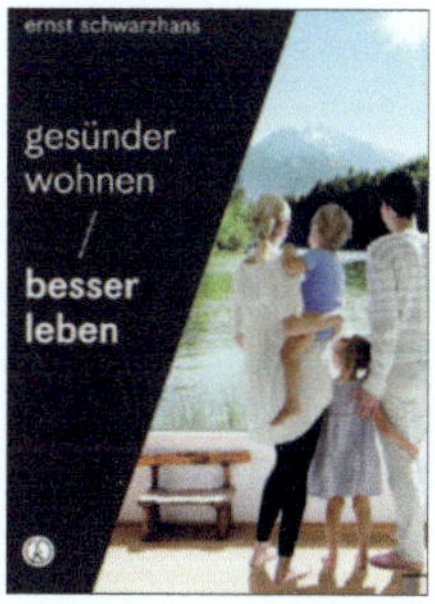

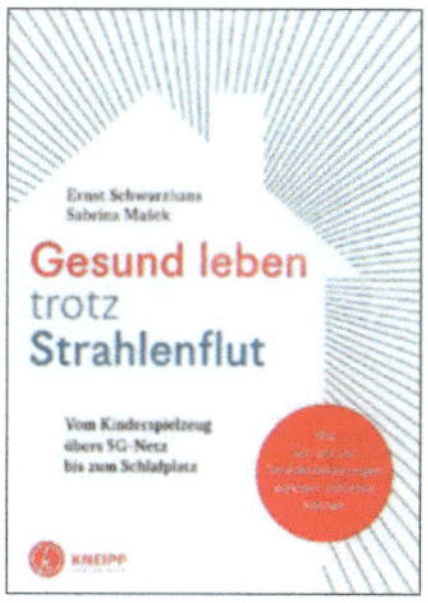

ANHANG

Quellen

Kapitel 2 Schlafprobleme nehmen zu

1 https://www.meduniwien.ac.at/web/ueber-uns/news/detailseite/2018/news-im-maerz-2018/oesterreicher-leiden-haeufiger-an-schlafproblemen-als-frueher/ [abgerufen am 12.7.2022]

2 https://www.dak.de/dak/bundesthemen/muedes-deutschland-schlafstoerungen-steigen-deutlich-an-2108960.html#/ [abgerufen am 12.7.2022]

3 https://science.apa.at/power-search/4815384734757860196 [abgerufen am 12.7.2022]

4 https://www.internetworld.at/online-marketing/marketagent-studie-oesterreicherinnen-smartphone-verzichten-2750267.html [abgerufen am 12.7.2022]

Kapitel 3 Gesundheitliche Folgen

1 Besedovsky L et al. Sleep and immune function. Pflügers Archiv: European Journal of Physiology, 2012, 463(1), 121–137.

2 https://www.sleepfoundation.org/sleep-deprivation/how-sleep-deprivation-affects-your-heart [abgerufen am 8.9.2022]

3 Grandner MA et al. Sleep: important considerations for the prevention of cardiovascular disease. Current opinion in cardiology, 2016, 31(5), 551–565.

4 Calhoun DA, Harding SM. Sleep and hypertension. Chest, 2010, 138(2), 434–443.

5 National Institutes of Health (NIH). (2019). How disrupted sleep may lead to heart disease. https://www.nih.gov/news-events/nih-research-matters/how-disrupted-sleep-may-lead-heart-disease [abgerufen am 8.9.2022]

6 Nagai M et al. Sleep duration as a risk factor for cardiovascular disease a review of the recent literature. Current cardiology reviews, 2010, 6(1), 54–61.

7 Lao XQ et al. Sleep Quality, Sleep Duration, and the Risk of Coronary Heart Disease: A Prospective Cohort Study With 60,586 Adults. J Clin Sleep Med. 2018 Jan 15;14(1):109–117.

8 Besedovsky L et al. The Sleep-Immune Crosstalk in Health and Disease. Physiological reviews, 2019, 99(3), 1325–1380.

9 Wu Y et al. Sleep duration and obesity among adults: a meta-analysis of prospective studies. Sleep medicine, 2014, 15(12), 1456–1462.

10 Kim TW et al. The impact of sleep and circadian disturbance on hormones and metabolism. International journal of endocrinology, 2015, 591729.

11 Franzen, PL, Buysse, DJ. Sleep disturbances and depression: risk relationships for subsequent depression and therapeutic implications. Dialogues Clin Neurosci. 2008 Dec; 10(4): 473–481.

12 Perlis ML et al. Which depressive symptoms are related to which sleep electroencephalographic variables? Biol Psychiatry. 1997; 42:904–913.

13 Ford DE, Kamerow DB. Epidemiologic study of sleep disturbances and psychiatric disorders. An opportunity for prevention? JAMA. 1989; 262:1479–1484.

14 Weissman MM et al. The morbidity of insomnia uncomplicated by psychiatric disorders. Gen Hosp Psychiatry. 1997; 19:245–250.

15 Buysse DJ et al. Prevalence, course, and comorbidity of insomnia and depression in young adults. Sleep. 2008; 31:473–480.

16 Pigeon WR et al. Is insomnia a perpetuating factor for late-life depression in the IMPACT cohort? Sleep. 2008; 31:481–488.

Kapitel 4 Ursachen von Schlafstörungen
Stress

1 Clinton Ober A., Grounding the Human Body to Neutralize Bio-Electrical Stress from Static Electricity and EMFs. CA ©2003 www.esdjournal.com/articles/cober/ground.htm [abgerufen am 25.10.2022]

Lärm und Licht

1 https://www.destatis.de/DE/Presse/Pressemitteilungen/2019/11/PD19_N011_639.html [abgerufen am 14.9.2022]

2 https://www.statistik.at/ueber-uns/erhebungen/personen-und-haushaltserhebungen/eu-silc-einkommen-und-lebensbedingungen [abgerufen am 14.9.2022]

3 https://www.umweltbundesamt.de/themen/verkehr-laerm/laermwirkung/stressreaktionen-herz-kreislauf-erkrankungen#auswirkungen-des-larms-auf-die-gesundheit [abgerufen am 14.9.2022]

Luftschadstoffe

1 Europäische Umweltagentur https:// www.eea.europa.eu/de/themes/air/intro

2 WHO (2013) Review of evidence on health aspects of air pollution – REVIHAAP Project Technical Report.

3 https://www.umweltbundesamt.de/themen/luft/luftschadstoffe-im-ueberblick/feinstaub [abgerufen am 14.9.2022]

4 https://geogis.ages.at/GEOGIS_RADON.html

5 Schmitz R et al. 12-Monats-Prävalenz von Allergien in Deutschland. Journal of Health Monitoring 2017;2(1):78-81.

6 European Centre for Allergy Research Foundation www.ecarf.org [abgerufen am 21.9.2022]

7 Statista Deutschland https://de.statista.com/statistik/daten/studie/1052886/umfrage/umfrage-zur-art-der-allergie-bei-betroffenen-in-oesterreich/ [abgerufen am 21.9.2022]
8 Klimek L et al. Weißbuch Allergie in Deutschland © 2012 Springer Medizin Verlag GmbH
9 Statistik Austria https://www.statistik.at/fileadmin/pages/350/tabellenband_wohnen_2016__3_.pdf [abgerufen am 22.9.2022]
10 https://www.lungenaerzte-im-netz.de/news-archiv/meldung/article/schimmelpilze-in-der-wohnung-erhoehen-das-risiko-fuer-atemwegserkrankungen [abgerufen am 22.9.2022]
11 www.lungenaerzte-im-netz.de/news-archiv/meldung/article/rauchen-ist-die-weitaus-groesste-feinstaubbelastung/ [abgerufen am 22.9.2022]
12 www.tagesspiegel.de/wissen/gesundheit-auch-kalter-qualm-ist-giftig/1497396.html [abgerufen am 22.9.2022]
13 Alpert PA et al. Photolytic radical persistence due to anoxia in viscous aerosol particles. Nature Communications 12(1) March 2021.
14 Wolverton, B. C. et al.: A study of interior landscape plants for indoor air pollution abatement: an interim report. NASA. July, 1989.
15 Cummings BE, Waring MS. Potted plants do not improve indoor air quality: a review and analysis of reported VOC removal efficiencies. Journal of Exposure Science & Environmental Epidemiology volume 30, 253–261 (2020).

Elektrosmog

1 https://www.5gspaceappeal.org/the-appeal [abgerufen am abgerufen am 23.4.2019]
2 W.J. Rea et al: Electromagnetic field sensitivity. J. Bioelectr., 10 (1991), pp. 214-256
3 https://diagnose-ehs.org/die-erkrankung/was-ist-ehs/abgerufen wann?
4 Austrian Medical Association: Guideline of the Austrian Medical Association for the Diagnosis and Treatment of EMF Related Health Problems and Illnesses (EMF Syndrome). Consensus Paper of the Austrian Medical Association's EMF Working Group (AG-EMF) (2012)
5 U. Bergqvist et al.: Possible Health Implications of Subjective Symptoms and Electromagnetic Fields: A Report by a European Group of Experts for the European Commission (1997)
6 nach 4., verändert und ergänzt
7 Zentrum der Gesundheit (o. V.): Handy ja, Strahlung nein?, 2022, https://www.zentrum-der-gesundheit.de/handy-strahlung-ia.html#toc-handy-weg-vom-kopf [abgerufen am 26.10.2022]

8 Pall, Martin L.: 5G als ernste globale Herausforderung, 2019, Hrsg. Kompetenzinitiative zum Schutz von Mensch, Umwelt und Demokratie e.V., http://kompetenzinitiative.net/KIT/wp-content/uploads/2019/04/2019-03-RZ-pall-us1.jpg
9 Sellman, Sherill: Der gefährliche, unsichtbare Elektrosmog, 2021, www.zentrum-der-gesundheit.de/elektrosmog-ia.html [abgerufen am 26.10.2022]
10 Bund für Umwelt und Naturschutz Deutschland (BUND): Elektrosmog: Ungebremstes Wachstum (o. J.) https://www.bund.net/ressourcen-technik/elektrosmog/ [abgerufen am 26.10.2022]
11 Asghari A et al. A review on Electromagnetic fields (EMFs) and the reproductive system. Electron Physician. 2016 Jul; 8(7): 2655–2662.
12 Bergmann, Wolf: Mikrowellensyndrom – Ein Überblick, 2016. www.wolfbergmann.de/Mikrowellensyndrom.pdf [abgerufen am 26.10.2022]

Kapitel 5 Die heilsame Kraft der Erdung

1 https://kinotakara.de/blogs/kinotakara-blog/negativ-ionen-und-langwellige-infrarotstrahlen [abgerufen am 3.10.2022]
2 Tanaka A, Zhang Y. Dust settling efficiency and electrostatic effect of a negative ionization system. J. Agr. Saf. Health. 1996; 2:39–47.
3 Sawant VS. Control of respirable particles in indoor air with portable negative air ion generator. IOSR J. Environ. Sci. Toxicol. Food Technol. 2013; 3:28–31.
4 Černecký J et al. Ionization impact on the air cleaning efficiency in the interior. Meas. Sci. Rev. 2015; 15:156–166.
5 Perez V et al. Air ions and mood outcomes: a review and meta-analysis. BMC Psychiatry. 2013; 13: 29.
6 Shan L. Metabolic linkages between indoor negative air ions, particulate matter and cardiorespiratory function: A randomized, double-blind crossover study among children. Environment International, Volume 138, May 2020.
7 Wie D et al. Different cardiorespiratory effects of indoor air pollution intervention with ionization air purifier: Findings from a randomized, double-blind crossover study among school children in Beijing. Environmental Pollution Volume 254, Part B, November 2019.
8 Shu-Ye J et al. Negative Air Ions and Their Effects on Human Health and Air Quality Improvement. Int J Mol Sci. 2018 Oct; 19(10): 2966.
9 Williams ER, Heckman SJ. The Local Diurnal Variation of Cloud Electrification and the Global Diurnal Variation of Negative Charge on the Earth. Journal of Geophysical Research, 1993, 98, 5221-5234.

10 Chevalier G et al. Earthing: Health Implications of Reconnecting the Human Body to the Earth's Surface Electrons. J Environ Public Health. 2012; 2012: 291541.
11 Oschman JL et al. The effects of grounding (earthing) on inflammation, the immune response, wound healing, and prevention and treatment of chronic inflammatory and autoimmune diseases. J Inflamm Res. 2015; 8: 83–96.
12 Clinton Ober, Dr. Stephen Sinatra, Martin Zucker: Earthing – Heilendes Erden. Deutsche Ausgabe: VAK Verlags GmbH, Kirchzarten bei Freiburg, 2012.
13 www.earthing.com/pages/about-clint-ober [abgerufen am 3.10.2022]
14 Brown R, Chevalier G. Grounding the Human Body during Yoga Exercise with a Grounded Yoga Mat Reduces Blood Viscosity. Open Journal of Preventive Medicine Vol.5 No.4, April 2015.
15 Chevalier G et al. Earthing (Grounding) the Human Body Reduces Blood Viscosity—a Major Factor in Cardiovascular Disease. J Altern Complement Med. 2013 Feb; 19(2): 102–110.
16 Oschman JL et al. Biophysics of Earthing (Grounding) the Human Body. In: Rosch, P.J., Ed., Bioelectromagnetic and Subtle Energy Medicine, 2nd Edition, CRC Press, New York, 427-448.
17 Feynman R et al. The Feynman Lectures on Physics, II. Boston, MA, USA: Addison-Wesley; 1963.
18 Chevalier G et al. The effect of earthing (grounding) on human physiology. Eur Biol Bioelectromagnet 2006;2(I):600-21.
19 Ober AC. Grounding the human body to neutralize bio-electrical stress from static electricity and EMFs. http://www.esdjournal.com/articles/cober/ground.htm [abgerufen am 12.9.2022]
20 Ghaly M, Teplitz D. The biologic effects of grounding the human body during sleep as measured by cortisol levels and subjective reporting of sleep, pain, and stress. Journal of Alternative and Complementary Medicine. 2004;10(5):767–776.
21 Oschman JL et al. Biophysics of Earthing (Grounding) the Human Body. In: Rosch, P.J., Ed., Bioelectromagnetic and Subtle Energy Medicine, 2nd Edition, CRC Press, New York, 427-448.
22 Brown R et al. Pilot study on the effect of grounding on delayed-onset muscle soreness. Journal of Alternative and Complementary Medicine. 2010;16(3):265–273.
23 Brown R et al. Grounding after moderate eccentric contractions reduces muscle damage. Open Access J Sports Med. 2015; 6: 305–317.

24 Müller E et al. Effectiveness of Grounded Sleeping on Recovery After Intensive Eccentric Muscle Loading. Front Physiol. 2019; 10: 35.
25 Brown R, Chevalier G. Grounding the Human Body during Yoga Exercise with a Grounded Yoga Mat Reduces Blood Viscosity. Open Journal of Preventive Medicine Vol.5 No.4, April 2015.
26 Chevalier G, Sinatra ST. Emotional stress, heart rate variability, grounding and improved autonomic tone: Clinical applications. Integr Med. 2011; 10:16–21.
27 Chevalier G et al. Earthing: Health Implications of Reconnecting the Human Body to the Earth's Surface Electrons. J Environ Public Health. 2012; 2012: 291541.
28 Sokal K, Sokal P (2011) Earthing the Human Body Influences Physiologic Processes. J Altern Complement Med. 2011 Apr; 17(4): 301–308.
29 Oschman JL et al. (2015a) Biophysics of Earthing (Grounding) the Human Body. In: Rosch, P.J., Ed., Bioelectromagnetic and Subtle Energy Medicine, 2nd Edition, CRC Press, New York, 427-448.

Kapitel 6 Patentierte Lösungen für gesunden Schlaf

1 C. Perrino et al: An atmospheric stability index based on radon progeny measurements for the evaluation of primary urban pollution. Atmospheric Environment, Vol. 35/31, November 2001, pp. 5235-5244
2 James F. Meadow et al.: Humans differ in their personal microbial cloud. PeerJ. 2015; 3: e1258.
3 Prüfbericht Nr. 2201745 / 18607
4 Single Center Prospective Comparative Study to Evaluate the Performance of an Upper Torso Garment, Dr. Ian Gordon, Long Beach VA Memorial Hospital, Journal of textile Science and Engineering, 2014

ABBILDUNGSVERZEICHNIS

Adobe Stock: Seite 8, 9, 46, 47, 49, 50, 51, 70, 78, 85, 89, 91, 100
Beatrix Kathrein: Seite 94
Elisabeth Sturheit: Seite 98
Evelyn Feuerstein: Seite 97
Familie Berger: Seite 99
iStock: Seite 11, 19, 23, 29, 36, 38, 39, 40, 52, 59, 60, 62, 108, 110
Multimediafabrik: Seite 66, 67, 68, 69, 71, 73, 76, 77, 82, 93, 96, 115
Peter Hauschild: Seite 80
Pexels: Seite 6, 12, 14, 16, 20, 22, 24, 25, 26, 28, 32, 33, 42, 43, 54, 57, 86, 103, 104, 106, 108, 109, 112
Wohnfloor: Seite 37, 46 (Ernst Schwarzhans), 63, 64, 75, 81

DANKE

Danke

Ich bedanke mich für die großartige Unterstützung bei:
Mag. art. Dr. Louise Kiesling (†), Inhaberin der Traditionsfirma Backhausen GmbH. Von Beginn an war die Zusammenarbeit geprägt von der Idee, schützende textile Stoffe zu entwickeln, um den Elektrosmog in Innenräumen zu reduzieren.
Prof. Dipl.-Ing. Peter Pauli, Strahlenexperte. Er übernahm die wissenschaftliche Überprüfung meiner innovativen Strahlenschutzprodukte.
Ing. Dipl.-Ing. Armin Rebernig B.Sc., Baubiologe, Messtechniker, unterstützte mich intensiv mit seinem baubiologischen Fachwissen.
Dr. Frank Daudert, Arzt, Onkologe, Alternativmedizin, brachte seine medizinische Expertise inhaltlich und durch diverse Analysen ein. Er war zuständig für die Blutuntersuchungen und die Wahl der Labore. Er führte außerdem die HRV-Kurzzeitmessungen durch.
Nicole Grasser und Michael Leeb bereiteten mit Hilfe von Excel und Programmen der künstlichen Intelligenz die Vergleichsstatistiken vor.
Dipl. BW (FH) Alexander Lange, MHBA, MCN, Heilpraktiker, Schlafexperte, Leiter der Akademie für Salutologie, Projektmanager bei der Akademie für menschliche Medizin AMM. Er unterstützte mich vor allem im Kompetenzbereich Schlaf.
MMag. Dr. Peter Hauschild, Leiter des Instituts für Salutologie, Initiator der Universität für Salutologie i. Gr. Die Fachdisziplin der Salutologie bildete ein maßgebliches Fundament für meine Gesundheitsorientierung und die Entwicklung meiner Strahlenschutzprodukte.
Dr. Kurt Mosetter, Arzt, Leiter des Zentrums für interdisziplinäre Therapien, Begründer der Myoreflextherapie, verfasste einen Artikel für dieses Buch und lieferte wertvolle Erkenntnisse zur körperlichen und seelischen Entspannung.
Wohnfloor Vertriebs-GesmbH, Komplettausstatter Wohnen, unterstützte mich bei der Forschung.
Ing. Günther Marent, Elektronik, experimentierte mit praktischen Versuchen bei der Schlafzimmer-Raumschirmung.
Dipl. Ing. Werner Hanisch, Leha-Vorhangschienen, Werner Hanisch KG, unterstützte mich bei der Schienentechnik.
Thomas Müller, GF der centa-star Bettwaren GmbH & Co. KG für die Unterstützung im Bereich der regenerativen Bettwaren.

Dipl.-Hdl. Rüdiger Jung, emeritierter pädagogischer Geschäftsführer der Fachakademie für Textil & Schuhe LDT Nagold GmbH (vormals Lehranstalt des Deutschen Textileinzelhandels).
Die Textil- und Möbelverbände Südbund und MZE unterstützten mich bei der Suche nach Partnern und Lieferanten

Erwähnenswert sind die Teilnehmenden der zwei Forschungsrichtungen, welche dazu beigetragen haben, die Wirkungen von geschützten Schlafplätzen auf die Psyche und das Immunsystem zu ergründen. Durch ihre Hilfe, die 24 Stunden Herzratenvariabilitätsmessungen, die Bereitstellung des Blutes, die Aufzeichnungen (Chronotyp, Schlaf, Beschreibung der gesundheitlichen Fakten) konnten die Vergleiche mit Personen erstellt werden, welche in ungeschützten Schlafbereichen schlafen.

Brigitte und Andreas Achenrainer,
Bettina und Jürgen Amann
Prof. Hyun-Jung und Prof. Julius Berger
Evelyn Feuerstein und Mario Thurner
Rosmarie und Josef Handle
Sigrid und Herbert Kathrein
Verena Maier
Nora Barbara Oszlanszki und Norbert Tschiderer
Lisa-Maria Payer
Veronika und Peter Pedrolini
Manuela und Wolfgang Rudigier
Elisabeth und Thomas Sturmeit
Yvonne Teichler und Guido Ruess
Beatrix und Edwin Kathrein

Besonders erwähnen möchte ich die Unterstützung meiner Lebenspartnerin Doris Grasser und meiner Familie.

Allen danke ich dafür.
Ernst Schwarzhans

Autor & Autorin

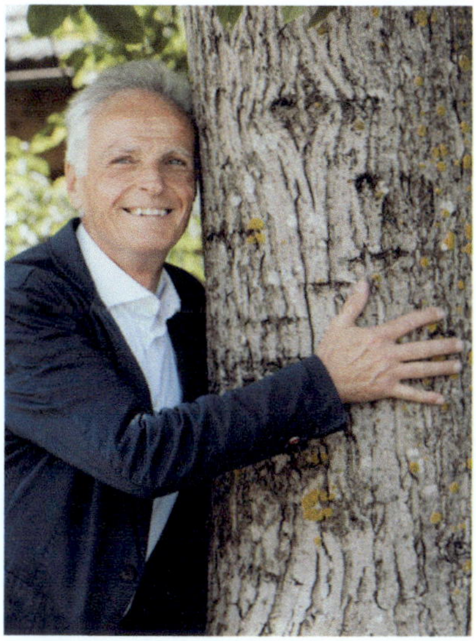

Ernst Schwarzhans ist Strahlenschutzexperte, Raumausstatter, Autor und Erfinder. In seinem ehemaligen Unternehmen Wohnfloor forschte er Jahrzehnte lang zum Thema Umweltbelastungen in Innenräumen (Strahlung, Schall, Staub, Wohnraumgifte) und entwickelte international patentierte Schutzmaßnahmen, die er erfolgreich in Wohnungen, Häusern und Hotels umsetzte. Die Forschung und Entwicklung gehen weiter – Ärzte und Wissenschaftler testen laufend die Produkte und bestätigen ihre Wirksamkeit. Erhältlich sind die Produkte für gesunden, erholsamen Schlaf über die Firma Sh-Wohngesundheit GmbH für Forschung und Entwicklung.

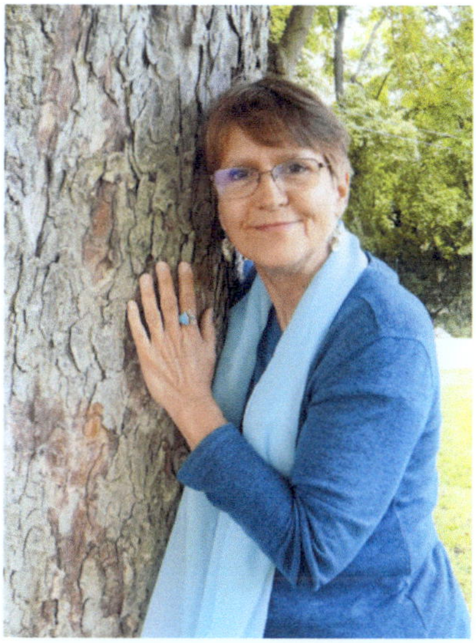

Die vielseitige Biologin **Dr. Sabrina Mašek** schreibt seit dem Studium Texte zu naturwissenschaftlichen Themen und arbeitet als freie Lektorin, Übersetzerin und Autorin für Verlage.

Hinweis
Die Autorin und der Autor haben für die Inhalte dieses Buches nach bestem Wissen und Gewissen recherchiert und stellen mit den angebotenen Informationen keinen Anspruch auf Vollständigkeit. Weder sie noch der Verlag können Haftung in Bezug auf die Inhalte übernehmen.

Buchgestaltung und Layout: Sylvia Dhargyal, create N.O.W. GmbH
Druck und Vertrieb im Auftrag des Autors & der Autorin:
Buchschmiede von Dataform Media GmbH, Wien
www.buchschmiede.at - Folge deinem Buchgefühl!

Besuche uns online

ISBN 978-3-99139-438-9
ISBN 978-3-99139-439-6 (E-Book)

PRINTED IN AUSTRIA